C.H.BECK WISSEN

Pandemien, die Länder und Kontinente übergreifende Ausbreitung von ansteckenden Krankheiten, sind eine dunkle Seite der Globalisierung, insbesondere des internationalen Flugtourismus. Schon vor dem Aufkommen des neuen Coronavirus war das bei einer ganzen Reihe von Infektionskrankheiten der Fall; Cholera, HIV (Aids), Influenza und SARS sind prominente Beispiele. Mit Blick auf die aktuelle Situation erläutert der Band die Strategien zur Eindämmung von Pandemien sowie ihre Auswirkungen auf Wirtschaft, Politik und die Teilhabe am öffentlichen Leben. Lässt sich ein bislang unbekanntes Virus überhaupt aufhalten, oder ist es nur eine Frage der Zeit, bis ein Großteil der Bevölkerung angesteckt ist? Was kann der Einzelne tun, oder ist er machtlos? Wie weit darf ein demokratischer Staat die Grundvoraussetzungen gesellschaftlichen Lebens außer Kraft setzen, um die Gesundheit der Bevölkerung zu erhalten?

Jörg Hacker ist ein international renommierter Experte auf dem Gebiet der Infektionsbiologie. Er war Präsident des Robert Koch-Instituts und bis 2020 Präsident der Nationalen Akademie der Wissenschaften Leopoldina. Bei C.H.Beck ist von ihm erschienen: *Menschen, Seuchen und Mikroben. Infektionen und ihre Erreger*, 2003.

Sandra Kumm ist Biologin und als wissenschaftliche Referentin an der Nationalen Akademie der Wissenschaften Leopoldina tätig.

Jörg Hacker

PANDEMIEN

*Corona und die neuen
globalen Infektionskrankheiten*

Unter Mitarbeit von Sandra Kumm

C.H.Beck

Mit 16 Abbildungen und 5 Tabellen

Originalausgabe
© Verlag C.H.Beck oHG, München 2021
www.chbeck.de
Reihengestaltung Umschlag: Uwe Göbel (Original 1995, mit Logo),
Marion Blomeyer (Überarbeitung 2018)
Umschlagabbildung: © Shutterstock/Circlephoto
Satz: C.H.Beck.Media.Solutions, Nördlingen
Druck und Bindung: Druckerei C.H.Beck, Nördlingen
Printed in Germany
ISBN 978 3406 75792 1

myclimate

klimaneutral produziert
www.chbeck.de/nachhaltig

Inhalt

Vorwort 7

1. Zur Geschichte von Infektionen und Pandemien .. 10

2. Neue pandemische Mikroorganismen:
   Beispiele und Szenarien 18

3. Pandemien und Grundlagenforschung 34

4. Zoonotische Erreger – One Health, Global Health 48

5. Was Pandemien mit dem Anthropozän
   zu tun haben 66

6. Zur Eingrenzung von Pandemien 73

7. Digitalisierung im Kampf gegen Pandemien 80

8. Pandemieforschung und «Dual Use» 86

9. Wissenschaftskommunikation in der
   Corona-Krise 96

10. Wirtschaft und Gesellschaft in der Pandemie 105

11. Pandemie und ethische Fragestellungen 119

    Quellen 124
    Bildnachweis 126
    Personenregister 127

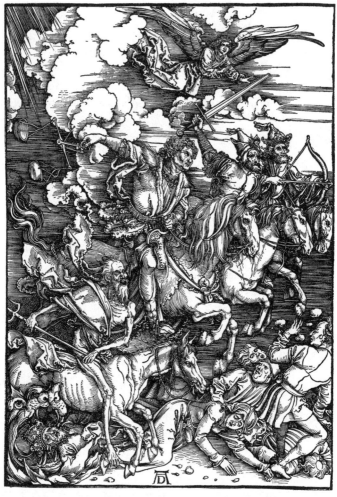

Abb. 1: Albrecht Dürer: «Die vier apokalyptischen Reiter», Holzschnitt, um 1497/98. Der Bogenschütze gilt als Seuchenbringer, der mit seinen Pestpfeilen jeden treffen könnte.

Vorwort

«Diese Pandemie ist kein Krieg. Nationen stehen nicht gegen Nationen. Soldaten nicht gegen Soldaten. Sondern sie ist eine Prüfung unserer Menschlichkeit. Sie ruft das Schlechteste und das Beste in den Menschen hervor. Zeigen wir einander das Beste in uns.»
Frank-Walter Steinmeier

Pandemien sind keine Geschehnisse, die auf das 21. Jahrhundert beschränkt wären. Schon im Schrifttum der Antike und des frühen Christentums werden Ereignisse beschrieben, die als großflächige Infektionen deutbar sind. Besonders der Pest kommt dabei eine wichtige Rolle zu. Sie hat im späten Mittelalter und in der frühen Neuzeit als der «Schwarze Tod» das Infektionsgeschehen dominiert.

Auf dieses Infektionsgeschehen hebt der Holzschnitt *Die vier apokalyptischen Reiter* von Albrecht Dürer ab, der große Verbreitung fand. Die Verse «Ich bin der schnelle, schwarze Tod, / ich überhol' das schnellste Boot / und auch den schnellsten Reiter» von Hermann Lingg treffen das mittelalterliche Geschehen sehr gut.

Die Bedrohung, die aus diesen Sätzen klingt, betrifft vor allem den «schnellsten Reiter», der als Verbreiter der Pest gelten kann. So war es auch in den darauffolgenden Jahrhunderten: Immer wieder spielten neue Infektionskrankheiten eine Rolle, auch im täglichen Leben der Menschen.

Momentan befinden wir uns weltweit in einer ähnlichen Situation. Durch das neue Virus vom Corona-Typ sind auch wir jetzt mit einem neuen, unbekannten Infektionserreger konfrontiert. Das Wort «inficere» bedeutet so viel wie vermischen, vergiften, verpesten oder auch anstecken. Wie in Kapitel 2 dargestellt wird, können unterschiedliche Gruppen von Mikroorganismen als Infektionserreger fungieren.

Treten bestimmte Krankheiten in einer Region anhaltend und in etwa gleichbleibend gehäuft auf, beispielsweise die Malaria oder Ebola, spricht man von einer Endemie. Als Epidemie wird hingegen ein nur vorübergehend gehäuftes, sich stetig steigerndes Auftreten einer Krankheit bezeichnet. Das Geschehen ist geographisch begrenzt und kann auch nichtinfektiöse Prozesse betreffen. Beispielsweise wird die zunehmende Ausbreitung von Diabetes mellitus (Zuckerkrankheit) heute als eine Epidemie definiert.

Bei Pandemien handelt es sich nach einer Definition der Weltgesundheitsorganisation World Health Organization (WHO) um eine «Länder und Kontinente übergreifende Ausbreitung einer Krankheit beim Menschen». In dem zuletzt im Mai 2017 überarbeiteten Leitfaden zum «Pandemic Influenza Risk Management» ist festgelegt, dass die Ausrufung einer Pandemie, als Übergang von einer Epidemie, durch den Generaldirektor der WHO erfolgt. Bei der neuen SARS-Variante (Severe Acute Respiratory Syndrome) SARS-CoV-2, die zum Krankheitsbild von COVID-19 (Coronavirus Disease 2019, weil es im Jahr 2019 erstmals aufgetreten ist) führte, war der 11. März 2020 das maßgebliche Datum.

An diesem Tag wurde die vom Virus SARS-CoV-2 ausgehende und zunächst als Epidemie bezeichnete Erkrankung von der WHO zur Pandemie erklärt, nachdem das Infektionsgeschehen bereits am 30. Januar 2020 als internationale Gesundheitsnotlage bezeichnet wurde. Die Entwicklung und Ausbreitung von SARS-CoV-2 ist also Teil einer pandemischen Erkrankung. Sie beeinflusst alle gesellschaftlichen Bereiche: Politik und Wirtschaft genauso wie Wissenschaft, Kultur und Umwelt.

Neu bei der durch Coronaviren initiierten Pandemie ist die Tatsache, dass jetzt globale Gesundheitsprozesse von Bedeutung sind, die nur international erforscht und bekämpft werden können. Deshalb werden die hinter diesen Überlegungen stehenden Begriffe auch als «Global Health» bzw. «Planetary Health» bezeichnet. Global Health illustriert die Tatsache, dass globale Prozesse an der Entwicklung einer Pandemie beteiligt sind. Diese Prozesse spielen eine Rolle für das gesamte, weltweite Ökosystem und für die gesamte Menschheit, was sich wiederum in dem Terminus «Planetary Health» ausdrückt. Diese Entwicklung ist relativ neu. Sie zeigt sich beispielsweise darin, dass bei den letzten, in Deutschland stattgefundenen Meetings der Staats- und Regierungschefs im Rahmen von G7 (2015) sowie G20 (2018) auch über Infektionskrankheiten und ihre Bekämpfung gesprochen wurde. Es bleibt zu hoffen, dass dieser internationale Impetus bei der Beschreibung und Bekämpfung von neuen Infektionskrankheiten seine Bedeutung auch in der Zukunft erhält.

Mein Dank gebührt dem Verlag C.H.Beck und hier insbesondere Herrn Dr. Stefan Bollmann für eine Reihe von Vorschlägen und Anregungen, die essenziell für dieses Buch waren. Darüber hinaus danke ich den Mitarbeiterinnen aus dem Präsidialbüro der Nationalen Akademie der Wissenschaften Leopoldina: Frau Jana Friedrich für ihre Hilfe bei der Abfassung des Manuskriptes und ganz besonders Frau Dr. Sandra Kumm, die sich im Rahmen dieses Projektes mit vielen Vorschlägen ganz außergewöhnlich engagiert hat. Auch Herrn Dr. Stefan Artmann gilt mein Dank für zahlreiche Hinweise und wertvolle Anregungen.

1. Zur Geschichte von Infektionen und Pandemien

> «Die Mikroben haben immer das letzte Wort.»
> *Louis Pasteur*

In seinem großen Prosawerk *Il Decamerone* beschrieb der florentinische Dichter Giovanni Boccaccio (1313–1375) die Pest vor dem Hintergrund einer aufziehenden Pandemie, die nicht nur seine Heimatstadt Florenz, sondern ganz Europa bedrohte. In seiner Novellensammlung führt Boccaccio aus:

> «Ungefähr am Frühlingsanfang des vergangenen Jahres begann die Seuche ihre entsetzlichen und verheerenden Wirkungen zu offenbaren. Zu Beginn entstanden bei Männern und Frauen Schwellungen in der Leistenbeuge oder in der Achselhöhle, zuweilen so groß wie ein gewöhnlicher Apfel oder wie ein Ei, die schlichtweg Pestbeulen genannt wurden. Später gewann die Krankheit eine neue Form. Es erschienen überall am Körper schwarze oder bläuliche Flecken. Sie waren immer die Vorboten des Todes.»[*]

Was hier von Boccaccio so eindrucksvoll geschildert wird, sind in der Tat die Symptome, die sich nach einer Übertragung von Keimen des Pesterregers auf den Menschen einstellen. Wegen der bläulich-schwarzen Flecken, bei denen es sich um Gefäßblutungen handelt, wurde die Pest auch der «Schwarze Tod» genannt.

Zunächst besiedeln die Pestbakterien *Yersinia pestis* Nager, vor allem Ratten, die in der Regel nach der Übertragung der Bakterien nicht erkranken. Von den Ratten werden die Bakte-

---

[*] Die Ausführungen dieses Kapitels basieren teilweise auf dem Band: Jörg Hacker, *Menschen, Seuchen und Mikroben*. München 2003 (C.H. Beck), S. 75 ff.

rien durch den Rattenfloh, der die Keime mit kontaminiertem Rattenblut aufnimmt, auf den Menschen übertragen. Dieser komplizierte Übertragungsweg wurde vor gut 100 Jahren von dem Schweizer Mikrobiologen Alexandre Yersin entdeckt. Heute sind die molekularen Mechanismen der Pesterkrankung recht gut erfasst, auch die gesamte Erbinformation der Pestbazillen ist mittlerweile entschlüsselt worden. Das Krankheitsbild der Beulenpest, die Boccaccio beschreibt, ist jedoch schon seit Jahrtausenden bekannt.

Neben der Beulenpest kann es bei Menschen auch zur Lungenpest kommen, wenn die Atemwege durch die Bakterien infiziert werden. Bei dieser Form der Erkrankung können die Pestbakterien durch kleine Wassertröpfchen, sogenannte Aerosole, direkt von Mensch zu Mensch weitergegeben werden. Die Lungenpest endet dann fast immer tödlich. Ihr fielen zu Beginn des 20. Jahrhunderts beispielsweise in der Mandschurei mindestens 60 000 Menschen zum Opfer.

Die Pestepidemie der Jahre 1346 bis 1352 stellte einen Wendepunkt nicht nur in der Geschichte der Seuchen, sondern generell in der Historie des Abendlandes dar. Insgesamt starben über 20 Millionen Menschen, das waren etwa ein Drittel der Bevölkerung Europas. Ganze Landstriche wurden entvölkert. Die Einwohnerzahlen in den Städten gingen zurück, die Besiedelung Osteuropas wurde für lange Zeit unterbrochen, und die Entwicklung der Infrastruktur wurde um Jahrzehnte, ja Jahrhunderte zurückgeworfen.

Bis heute ist der «Schwarze Tod» ein Symbol für die enorme Sterblichkeit, die eine Pandemie verursachen kann. Der Begriff «Pest» ist zu einem Synonym für gesellschaftliche Kalamitäten im Allgemeinen geworden, selbst wenn diese nicht ansteckend sind. Dies schlägt sich auch umgangssprachlich nieder: etwas/jemanden wie die Pest hassen; stinken wie die Pest; die Wahl haben zwischen Pest und Cholera.

Natürlich hat man sich schon damals Gedanken gemacht, welche Ursachen die bereits bekannten Infektionskrankheiten haben könnten. König Philipp VI. von Frankreich gab zur Deutung des Pestausbruches im Jahre 1348 ein Gutachten bei der

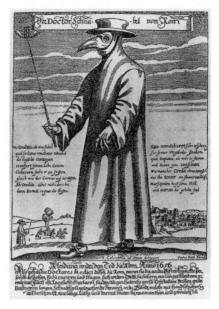

Abb. 2: Paul Fürst: «Der Doctor Schnabel von Rom»,
Kupferstich eines Pestarztes, um 1656

Medizinischen Fakultät der Universität Paris in Auftrag. Das Kollegium der Professoren kam nicht etwa zu dem Ergebnis, dass naturwissenschaftliche Ereignisse für die Pest-Infektionen verantwortlich seien. Sie beschrieben vielmehr die besondere Konjunktion der drei Planeten Saturn, Jupiter und Mars am 20. März 1345, auf die die Erkrankung zurückzuführen sei.

Die «heißen» Planeten Jupiter und Mars sollten bewirken, dass von der Erde giftige Dämpfe, «Miasmen», frei würden, die die Menschen verseuchen und als Ursache für die Pestilenz anzusehen seien. Deshalb trugen, wie in Abbildung 2 dargestellt, die Ärzte der damaligen Zeit eine Art luftdichte, Miasmen abweisende Schutzkleidung mit einem Schnabel in Höhe der Mundhöhle, gefüllt mit aromatischen Essenzen gegen den penetranten Leichengeruch. Im Grunde wurde mit dieser Kleidung unbewusst bereits eine Desinfektionsmaßnahme des 20. Jahr-

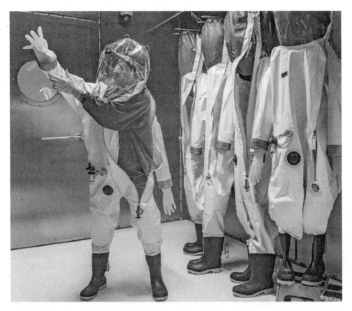

Abb. 3: S4-Schutzanzug

hunderts vorweggenommen. Es sind gerade die Sicherheitsanzüge und die Ausstattung der Sicherheitslabors (BSL 1 bis BSL 4), die es überhaupt erst möglich machen, mit hochpathogenen Pandemieerregern zu arbeiten. In Abbildung 3 sind Sicherheitsanzüge dargestellt, die momentan zum Einsatz kommen, wenn es darum geht, hochpathogene Pandemieerreger zu erforschen.

Man mag heute über die Anrufung der Astrologie zur Erklärung von Infektionskrankheiten schmunzeln, das Beispiel ist jedoch insofern von genereller Bedeutung, als die Geschichte der Seuchen auch eine Geschichte vergeblicher Deutungsversuche ist. Dies zeigen auch heutige «Verschwörungstheorien». Bis ins 19. Jahrhundert hinein konnte man die Ursachen von Infektionskrankheiten nur unvollkommen oder gar nicht erklären. Neben der Sternkonstellation und den Miasmen wurden auch andere Kräfte, Faktoren wie die Bodenbeschaffenheit, die Zusammensetzung des Wassers oder bestimmte Bevölkerungsgruppen für Seuchen verantwortlich gemacht.

Letztere dienten als Sündenböcke. Im Jahr 1348 glaubte man, sie in den Juden gefunden zu haben. In vielen Städten Europas wurde die Pestepidemie von Pogromen begleitet, die dazu führten, dass keine oder nur noch sehr kleine jüdische Gemeinden bestehen blieben. So wurde beispielsweise die jüdische Gemeinde in Würzburg im Zuge der Pestepidemie im 14. Jahrhundert nahezu völlig vernichtet und das alte Judenviertel abgerissen. Auch heute zirkulieren wieder antisemitische Ursprungsszenarien über COVID-19.

Aus der Pestepidemie des 14. Jahrhunderts lassen sich zwei Schlüsse ziehen: Zum einen ist es wichtig, die naturwissenschaftlichen Grundlagen von Infektionskrankheiten und besonders von Pandemien zu erkennen, um geeignete Präventionsmaßnahmen durchführen zu können. Zum anderen induzieren Infektionen politische Deutungsmuster und Ursprungsideen, die weit über das medizinisch relevante Geschehen hinausgehen.

Bei diesen Deutungsmustern werden Infektionen häufig als Metaphern verwendet. Mit ihrer Hilfe lassen sich gesellschaftliche oder politische Zusammenhänge deutlich machen. Die Publizistin Susan Sontag hat 1989 in ihrem Buch *AIDS and Its Metaphors* auf den Zusammenhang zwischen HIV-Infektionen und dem Krankheitsbild Aids auf der einen Seite sowie generell dem Auftreten von Seuchen hingewiesen. Seuchen stehen nicht nur für ein bestimmtes Krankheitsgeschehen, sondern können auch als Metaphern für bestimmte politische Entwicklungen, etwa für Krieg, Not, oder auch gesellschaftliche Prozesse, etwa das Ausgrenzen von Fremden, verwendet werden; ein Phänomen, das auch heute wieder zu beobachten ist.

Erhellende Beispiele für die Metaphorisierung von Krankheiten finden sich in den Romanen und Erzählungen von Thomas Mann. Infektionen und Infektionskrankheiten spielen in ihnen eine wichtige Rolle. Sie kommen meistens als bösartige Schicksalsschläge über die Menschen und spiegeln die Verwerfungen zu Beginn des 20. Jahrhunderts wider.

Das ist vor dem Hintergrund des Ersten Weltkriegs etwa im

1. Zur Geschichte von Infektionen und Pandemien

Zauberberg der Fall; der Roman spielt in einem Sanatorium für Tuberkulosekranke und enthält bereits Anklänge an die Kritik der modernen «Apparatemedizin». Cholera-Infektionen bilden den Hintergrund der Novelle *Der Tod in Venedig*. Die Geschlechtskrankheit Syphilis wiederum ist von entscheidender Bedeutung für den *Doktor Faustus*. Aber auch die Sepsis und Typhus-Erkrankungen kommen vor.

Der Typhus war Ende des 19. Jahrhunderts eine gefürchtete Infektionskrankheit, die vor allem durch kontaminiertes Wasser übertragen wurde. Berühmt geworden sind die Beschreibungen der Erkrankung in *Die Buddenbrooks*, Thomas Manns erstem Roman: Der kleine Hanno steckt sich an und verstirbt nach kurzer Zeit. Thomas Mann hat dies wie folgt beschrieben:

«Mit dem Typhus ist es folgendermaßen bestellt.
Der Mensch fühlt eine seelische Mißstimmung in sich entstehen, die sich rasch vertieft und zu einer hinfälligen Verzweiflung wird. Zu gleicher Zeit bemächtigt sich seiner eine physische Mattigkeit, die sich nicht allein auf Muskeln und Sehnen, sondern auch auf die Funktionen aller inneren Organe erstreckt, [...] nicht zuletzt auf die des Magens, der die Aufnahme von Speise mit Widerwillen verweigert. [...] Hie und da fließt ohne jedwede besondere Veranlassung Blut aus der Nase. [...] Dann gibt ein heftiger Frostanfall, der den ganzen Körper durchschüttelt und die Zähne gegen einander wirbelt, das Zeichen zum Einsatz des Fiebers [...].
Auf der Haut der Brust und des Bauches werden nun einzelne linsengroße, rote Flecken sichtbar, die durch den Druck eines Fingers entfernt werden können, aber sofort zurückkehren. Der Puls rast; er hat bis zu einhundert Schläge in der Minute. So vergeht bei einer Körpertemperatur von 40 Grad die erste Woche.»

Die Schilderung des Krankheitsverlaufs setzt sich dann fort, bis hin zum Ableben des kleinen Patienten. Gerade in dieser Passage zeigt sich, wie eng in der Literatur Thomas Manns individuelles Schicksal und infektiologische Betrachtungen verbunden sein können.

Thomas Mann ist keineswegs der einzige Schriftsteller des 20. Jahrhunderts, in dessen Erzählwerk Infektionskrankheiten geschildert werden. Zu erwähnen ist etwa der Roman *Nemesis* von Philip Roth, der den fiktionalen Ausbruch einer Polioepidemie 1944 in einer Schule in New Jersey schildert. Ganz besondere Bedeutung, gerade auch angesichts der politischen Ereignisse in der zweiten Hälfte des 20. Jahrhunderts, kommt dem 1947 erschienenen Roman *Die Pest* von Albert Camus zu. Camus siedelt die Handlung in einer Stadt am Mittelmeer, Oran, an. Der Ausbruch der Pestepidemie und die hilflose Suche nach Schuldigen lassen viele Erklärungen zu. Mit beeindruckender Detailtreue und nahezu wissenschaftlicher Präzision schildert Camus die infektiologischen und medizinischen Aspekte einer Pestepidemie, aber auch die gesamtgesellschaftlichen Dimensionen dieses Geschehens. So verweigert eine Reihe von Amtsträgern in Oran schlicht die Mitwirkung und trägt damit Schuld an dem verspäteten Eingreifen der medizinischen Autoritäten. Da bestehen durchaus Parallelen zur heutigen Situation in einigen Staaten.

Im Grunde hat der Roman von Camus einen Anstoß für die Aufarbeitung der politischen Geschehnisse des 20. Jahrhunderts gegeben, für die Entwicklung totalitärer Diktaturen in Deutschland, aber auch in Europa insgesamt. Er zeigt, wie eng die Auswirkungen von Epidemien beziehungsweise Pandemien und das politische System einer Gesellschaft miteinander verflochten sind.

Interessanterweise gibt es seit einigen Jahren eine neue Technik in der Molekularbiologie, die auch als «molekulare Archäologie» bezeichnet wird. Mit ihrer Hilfe ist es möglich, auch weit zurückliegende Prozesse eines Infektionsgeschehens und anderer mikrobieller Aktivitäten zu charakterisieren. Bei der Erforschung der Pest-Pandemien des Mittelalters kann man deshalb mittlerweile nicht nur auf literarische, sondern auch auf molekularbiologische Quellen zurückgreifen.

Die von Johannes Krause vom Max-Planck-Institut für evolutionäre Anthropologie und anderen entwickelte Disziplin der Molekulararchäologie verbindet Fragestellungen aus den Bereichen der Archäologie, der Medizin sowie der Geschichtswissenschaften. Einige der erhobenen Daten legen nahe, dass der Pesterreger schon vor 40 000 Jahren aus der Yahnaia-Wüste in Nordindien nach Europa gelangt ist. Auch die Pocken konnten bereits in 1400 Jahre alten Proben nachgewiesen werden. «Schon die Wikinger hatten Pocken», kommentiert Krause seinen Befund reichlich salopp. Er gibt der Vermutung Raum, dass es sich bei den Pockenviren – ähnlich wie bei der Pest – um Reservoirs für zukünftige Pandemien handeln könnte.

Auf großes Interesse ist darüber hinaus die Tatsache gestoßen, dass im Erbgut des rezenten Menschen auch Gene, die von den Neandertalern übertragen wurden, vorkommen. Svante Pääbo und Hugo Zeberg vom Max-Planck-Institut für evolutionäre Anthropologie konnten zeigen, dass Personen, die schwere COVID-19-Verläufe aufwiesen, häufiger Neandertalergene tragen als eine Kontrollgruppe. Die Vermischung von Genen des Neandertalers mit denen von Homo Sapiens hat möglicherweise vor 60 000 Jahren stattgefunden, vor 30 000 Jahren wurden die Neandertalergene im menschlichen Erbgut fest etabliert. Auf dem menschlichen Chromosom 3 scheinen Faktoren vererbt zu werden, die ein höheres Risiko für die Notwendigkeit künstlicher Beatmung bei einer Infektion mit SARS-CoV-2 nach sich ziehen. Was die Ursache für die stärkere Anfälligkeit gegenüber COVID-19 bei Personen mit Neandertalergenen ist, ist bisher noch nicht bekannt.

Neben menschlichen Genen und Krankheitserregern lassen sich auch andere Mikroorganismen analysieren, die im Mikrobiom von Menschen oder von Tieren zusammenwirken. In seinem Buch *Die Reise unserer Gene* schildert Johannes Krause eine Reihe von Befunden, die für die Analyse des Migrationsverhaltens von Menschen wie auch von Mikroben von Bedeutung sind. «Wir sind alle Migranten», schreibt er.

2. Neue pandemische Mikroorganismen: Beispiele und Szenarien

> «When you're dealing with new and emerging diseases, you have no ideas and you can't predict in advance what would happen.»
> *Margaret Chan*

Pandemische Mikroorganismen zeigen ein pathogenes Potenzial, das sie dazu befähigt, Infektionen in verschiedenen Wirtsorganismen auszulösen. Zu den pathogenen Mikroorganismen zählen ganz unterschiedliche Typen. Beschrieben werden sie meist dahingehend, ob sie als einzelliger Organismus auftreten oder aus mehreren Zellen bestehen. Einige von ihnen besitzen einen echten Zellkern, der stabil ist und aus Chromosomen besteht. Andere pathogene Mikroorganismen sind einzellige Mikroben, die auch als «Prokaryonten», das heißt Pathogene ohne Zellkern, bezeichnet werden.

Es gibt sechs unterschiedliche pathogene Organismengruppen (Abb. 4). Dazu zählen erstens die Würmer, die aus mehreren Zellen bestehen und einen echten Zellkern haben. Der Erreger der in Afrika grassierenden Flussblindheit, aber auch in Europa vorkommende Würmer wie der Fuchsbandwurm, der Infektionen des Gehirns hervorruft, sind hier zu nennen. Auch Pilze können Infektionen auslösen, wobei sie als mehrzellige wie als einzellige Organismen auftreten. Sie tragen einen echten Zellkern; bekannt sind unter anderem der Soorerreger *Candida albicans* sowie *Aspergillus fumigatus*, der Asthma sowie bei immunsupprimierten Patienten eine häufig tödlich verlaufende Aspergillose (Schimmelpilzinfektion) hervorrufen kann.

Protozoen hingegen sind einzellig, besitzen allerdings einen Zellkern. Zu ihnen gehört der Parasit *Toxoplasma gondii,* der Hirninfektionen auslösen kann. Zu den Protozoen zählen weiterhin die Erreger der Schlafkrankheit und der Malaria sowie andere, eukaryontische Mikroorganismen. Bakterien zählen zu den prokaryontischen Mikroben. Sie treten oft als pathogene Variante auf, der Pesterreger *Yersinia pestis* wäre hier zu nennen.

Wichtig ist in diesem Zusammenhang, dass auch Eiweiße, sogenannte Prionen, die kein echtes Erbmaterial enthalten, zu den Infektionserregern gerechnet werden können. Sie sind beispielsweise Verursacher der Creutzfeld-Jakob-Erkrankung. In der Veterinärmedizin ist der Erreger von BSE (Bovine spongiforme Enzephalopathie) zu nennen. Veränderte Eiweiße können dabei Krankheitsprozesse im Gehirn auslösen, die schwer oder kaum zu therapieren sind.

Eine besondere Variante von Mikroben stellen die Bakteriophagen bzw. Viren dar. Sie sind nicht in der Lage, autonom zu leben, vielmehr benötigen sie den Stoffwechsel von Wirtsorganismen. Einige Viren enthalten als Erbsubstanz die DNA (Desoxyribonukleinsäure), andere Viren die RNA (Ribonukleinsäure). Hierbei kann es sich um sogenannte Retroviren handeln, in deren Lebensrhythmus dann die RNA in DNA zurückübersetzt wird.

Häufig wird nach der Rolle der Viren im biologischen Ökosystem gefragt. Viren sind wichtig, um das Immunsystem der Wirte immer wieder zu stimulieren. Weiterhin sind Viren in der Lage, Erbmaterial zu transportieren. Als sogenannte Genfähren spielen sie eine Rolle bei der Aufrechterhaltung der biologischen Vielfalt im Bereich der Mikroben. Gerade durch die zunehmend intensive Analyse von Mikrobiomen, also der Gesamtheit der Mikroorganismen eines Wirtsorganismus, wird die Bedeutung der Viren sichtbar. Mikrobiome werden erst in letzter Zeit ausführlich untersucht. Die Analysen zeigen, dass es beispielsweise im Darm von Menschen pathogene Mikroben sowie apathogene Organismen gibt, die zum gesamten Stoffwechselgeschehen beitragen, die aber auch Infektionen auslösen können, darunter – im Falle der Enterobakterien – solche pandemischer Natur. Das gilt auch für Viren, die häufig ihre Wirtsorganismen nutzen, um eukaryontische, aber auch bakterielle Zellen zu befallen.

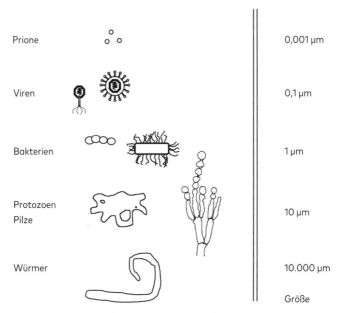

Abb. 4: Verschiedene Gruppen von Infektionserregern

Darüber hinaus gibt es Viren, die in beziehungsweise mit Bakterien leben. Sie werden auch als Bakteriophagen bezeichnet. Diese Viren, seien es Bakteriophagen oder Viren von eukaryontischen Zellen, haben eine große Bedeutung für die Analyse von genetischen Prozessen. Es sind eine Reihe von Nobelpreisen an Virusforscher gegangen, etwa an die US-amerikanischen Mikrobiologen Howard Martin Temin, David Baltimore und Renato Dulbecco (1975), an die Virologen John Michael Bishop und Harold Eliot Varmus (1989) oder an die Virologen Harald zur Hausen, Françoise Barré-Sinoussi und Luc Montagnier (2008). Auch im Jahr 2020 wurden mit Harvey Alter, Michael Houghton und Charles Rice drei Virusforscher mit dem Nobelpreis geehrt, da sie die Grundlagen für die Analyse von Hepatitis-C-Viren gelegt haben.

Coronaviren

Ende 2019 kam es in Wuhan (Provinz Hubei, China) zu einer Reihe von Lungenentzündungen unbekannter Ursache. Einige Wochen später, im Januar 2020, identifizierte eine Nukleinsäure-Sequenzanalyse von Proben der unteren Atemwege ein neuartiges Virus, das «Coronavirus 2» (SARS-CoV-2) genannt wurde, als Ausgangspunkt dieses beobachteten Pneumonie-Clusters. Am 11. Februar 2020 benannte der Generaldirektor der Weltgesundheitsorganisation (WHO), Dr. Tedros Adhanom Ghebreyesus, die durch SARS-CoV-2 verursachte Krankheit als «COVID-19». Als es am 11. März 2020 in 114 Ländern mehr als 118 000 nachgewiesene Fälle gab, deklarierte die WHO den Ausbruch als Pandemie. Bis zum 10. Januar 2021 gab es auf der Grundlage der WHO-Berichte mehr als 88 Millionen bestätigte Fälle und fast zwei Millionen Todesfälle (Tabelle 1).

Bereits am 13. Januar 2020 wurde die Genomsequenz des SARS-CoV-2 in der NCBI-GenBank publiziert. Das Virusgenom umfasst ca. 30 000 Nukleotide und wird aus vier essenziellen Strukturproteinen aufgebaut (Abb. 5). Es handelt sich um das Spike- (S), das Hüll- (E), das Membran- (M) und das Nucleocapsid-Protein (N). Die Hülle des Virus besteht aus einer Lipiddoppelschicht, in die das S-, E- und M-Protein eingefügt sind. Das S-Protein stellt den Oberflächenkontakt des Virus zur Wirtszelle her und nutzt dafür dessen ACE2-Rezeptor. E und M spielen wichtige Rollen beim Eindringen des Virus in die Wirtszelle sowie beim Zusammenbau des Virus. Das N-Protein umgibt das einsträngige RNA-Genom des Pathogens. Die schnelle Bestimmung der RNA-Sequenz des neuen Coronavirus ermöglichte es den Labors aus verschiedenen Ländern, spezifische diagnostische Verfahren zum Nachweis der SARS-CoV-2-Infektion zu entwickeln. SARS-CoV-2 hat seinen Ursprung mit ziemlicher Sicherheit in Fledermäusen. Die jüngste Analyse des Genoms hat ergeben, dass es 96 Prozent seiner RNA mit einem Coronavirus teilt, das zuvor bei einer Fledermausart in China identifiziert wurde. Ob der Erreger direkt von Fledermäusen auf Menschen überging oder die Infektion

Region	Anzahl COVID-19-Fälle	Todesfälle
Global	88 383 771	1.919 126
Amerika	38 861 668	910 741
Europa	28 794 000	626 726
Südostasien	12 257 684	187 786
Östliches Mittelmeer	5 149 132	124 836
Afrika	2 135 878	47 905
Westpazifik	1 184 664	21 119

Tab. 1: Weltweite Anzahl an bestätigten COVID-19-Fällen (Quelle: WHO, Stand: 10.1.2021)

über einen Zwischenwirt erfolgte, ist bisher nicht eindeutig geklärt.

Das klinische Spektrum von COVID-19 reicht von leichtsymptomatischen Formen über schweres respiratorisches Versagen, das eine mechanische Beatmung und Unterstützung auf einer Intensivstation erfordert, bis hin zu multiorganischen und systemischen Manifestationen in Form von Sepsis, septischem Schock und Multiorgan-Dysfunktionssyndromen.

Asymptomatische Infektionen, also die Vermehrung des Virus im Wirtsorganismus ohne klinische Symptome, sind ebenfalls beschrieben worden, aber ihre Häufigkeit ist unbekannt. Das Virus kann die Schleimhäute, insbesondere die Nasen- und Kehlkopfschleimhaut, passieren und gelangt dann über die Atemwege in die Lunge. Auch ein Übertritt in das Gehirn kann nicht ausgeschlossen werden. Das Virus kann Organe angreifen, die ein besonderes Eiweiß, das Angiotensin-Converting-Enzym 2 (ACE2), bilden. Über das ACE2 greift es Lunge, Herz, Nieren und den Gastrointestinaltrakt an. Das Virus kann dann einen zweiten «Angriff» beginnen, wodurch sich der Zustand des Patienten etwa sieben bis vierzehn Tage nach dem Ausbruch verschlimmert. In der EU sind mittlerweile (Stand 10.1.2021) zwei Impfstoffe zugelassen, BNT162b2 (COMIRNATY) von BioNTech/Pfizer und mRNA-1273 von Moderna. Weltweit haben insgesamt sieben Impfstoffe eine Zulassung erhalten.

Eine wichtige Rolle bei der Einschätzung des Erregers als Pathogen spielt die Basis-Reproduktionszahl (R-Wert). Sie misst die durchschnittliche Anzahl von Infektionen, die von einem infizierten Individuum in einer vollständig anfälligen Bevölkerung weitergegeben werden. Sie lag laut Robert Koch-Institut (RKI) im März 2020 im Bereich um 3,0. Ziel muss es sein, den Wert dauerhaft unter 1,0 zu drücken, um die Ausbreitung der Krankheit wirksam einzudämmen. Im Juli 2020 lag der Wert kurzzeitig bei 0,80, danach ist er wieder angestiegen und hat auch den Bereich um 1,0 verlassen. Im Herbst breitete sich das SARS-CoV-2 immer schneller aus. In vielen Teilen der Welt zeigten die Kurven nach oben und auch Deutschland wurde Risikogebiet. Seit Anfang Dezember war in Deutschland ein erneuter starker Anstieg der Fallzahlen zu beobachten, die höchste Sieben-Tage-Inzidenz verzeichnete Deutschland am 22. Dezember 2020 mit 198 Fällen pro 100 000 Einwohner. Derzeit liegt der R-Wert bei 1,2 (Stand 10.1.2021). Da die Zahl der infizierten Personen in Deutschland weiterhin auf einem hohen Niveau liegt, ist auch eine hohe tägliche Zahl an Neuinfektionen zu verzeichnen (16 946 neue Fälle am 10.1.2021). Die Sieben-Tage-Inzidenz liegt bei 162 (Stand 10.1.2021), das heißt, pro 100 000 Einwohnern wurden in den vergangenen sieben Tagen 162 Personen positiv auf SARS-CoV-2 getestet.

Coronaviren wurden erstmals Mitte der 1960er Jahre identifiziert. Ihren Namen haben sie aufgrund von elektronenoptischen Aufnahmen erhalten, die zeigten, dass die Viren von einer «Corona», das heißt einem Kranz, umgeben sind (Abb. 5). Sie können sowohl Menschen als auch verschiedene Tiergruppen infizieren, darunter Vögel und Säugetiere. Mitglieder der Unterfamilie Coronaviridae sind in vier Gattungen unterteilt. Derzeit sind sieben humanpathogene Coronavirus-Gruppen bekannt. Die meisten von ihnen verursachen leichte Erkältungssymptome, sind aber für 5 bis 30 Prozent aller Erkältungskrankheiten verantwortlich. Es gibt inzwischen erste Hinweise, dass diese zu einer Kreuzimmunität führen könnten.

In den Jahren 2003 und 2012 lösten zwei Coronaviren, SARS-CoV und MERS-CoV, kleine Epidemien aus. Im Jahr 2003 tauchte zum ersten Mal das schwere akute Atemwegssyndrom (Severe Acute Respiratory Syndrome, SARS) auf, das

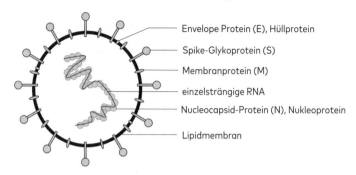

Abb. 5: Aufbau des SARS-CoV-2 mit Proteinstrukturen

durch ein neues Coronavirus (SARS-CoV) verursacht wird. Der SARS-CoV-Ausbruch begann Ende 2002 in Guangdong, Südchina, und breitete sich rasch in verschiedene Teile der Welt aus, darunter in viele Länder Südostasiens, Europas, Südafrikas und Nordamerikas, vor allem in Toronto, Kanada.

Weltweit wurden 8700 Fälle von SARS-CoV-Infektionen und 774 Todesfälle nachgewiesen. Die Krankheit hatte eine Sterblichkeitsrate von etwa 10 Prozent, erreichte aber bei älteren Menschen fast 50 Prozent, was im Vergleich zu anderen Viruserkrankungen sehr hoch ist. Insbesondere die Erfassung aller potenziellen Kontakte und die Durchführung von Maßnahmen zur raschen Identifizierung und Isolierung der Infizierten verhinderte eine weitere Ausbreitung des Erregers.

Ende 2003 und Anfang 2004 wurden in Guangdong neue Infektionen bei Menschen gemeldet, die mit Tieren in Kontakt kamen, welche mit SARS-CoV-Stämmen infiziert waren. Sie unterschieden sich deutlich von denen, die den Ausbruch von 2002/03 verursachten. Diese Ereignisse deuten darauf hin, dass ein SARS-Ausbruch jederzeit in der Zukunft auftreten kann.

Etwa zehn Jahre nach SARS, im Jahr 2012, löste ein weiteres Coronavirus das «Middle East Respiratory Syndrome» (MERS-CoV) in Saudi-Arabien aus. MERS-CoV stammte wahrscheinlich ursprünglich aus Fledermäusen und gelangte über Dromedare zum Menschen. Auch über Mensch-zu-Mensch-

Übertragungen wird berichtet. Dieses Coronavirus verursacht zunächst grippeähnliche Symptome wie Fieber, Schüttelfrost, Muskelschmerzen und in einigen Fällen Durchfall. Im weiteren Verlauf der Infektion können Atemwegsbeschwerden auftreten, einschließlich schwerer Lungenentzündungen bis hin zu Lungeninsuffizienz, die in den am schwersten betroffenen Fällen eine mechanische Beatmung erfordert.

Das MERS-Coronavirus kann auch zu akutem Nierenversagen führen, wodurch das klinische Bild des Patienten weiter beeinträchtigt wird. MERS-CoV bindet an einen Eiweißrezeptor namens DPP4, auch bekannt als CD26, der in Bronchialepithelzellen und Zellen aus den unteren Bronchien und Lungen, Zellen in Niere, Lungenbläschen, Dünndarm, Leber und Prostata sowie auf aktivierten Leukozyten mit hoher Rate gebildet wird.

Die MERS-Krankheit hat eine Sterblichkeitsrate von 35 bis 50 Prozent, was viel höher ist als bei SARS, deren Rate wiederum auf etwa 9,6 Prozent geschätzt wird. Von 2012 bis zum 30. November 2019 wurden insgesamt 2499 MERS-Fälle bestätigt. In diesem Zeitraum wurden der WHO 858 assoziierte Todesfälle gemeldet. Das MERS-CoV taucht immer wieder sporadisch in Gemeinschaftsclustern und krankenhausassoziierten Ausbrüchen auf.

Alle Coronaviren verwenden ein Protein auf ihrer äußeren Hülle, damit sie in die Zellen des Körpers eindringen können. Hierzu nutzen sie Eintrittspforten in menschliche Zellen. SARS-CoV-2, wodurch das Krankheitsbild COVID-19 ausgelöst wird, bedient sich wie der SARS-Erreger aus der Epidemie 2002/03 des bereits erwähnten Rezeptors ACE2. Das neuartige Virus bindet ersten Untersuchungen zufolge zehn- bis zwanzigmal stärker an diesen Rezeptor als der Erreger der ersten SARS-Epidemie.

Normalerweise gehört es zu den Aufgaben des ACE2-Proteins, die Lungen vor Schädigung zu schützen. Diese wichtige Funktion von ACE2 scheint durch die Infektion mit SARS-CoV-2 unterdrückt zu werden. Außerdem findet sich dieser Rezeptor auch auf Herzmuskelzellen und bei Zellen, die Gefäße bilden. Das ACE-System zählt zu den wichtigsten Regulationssystemen des Körpers und übt einen sehr großen Effekt auf das Herz-Kreislauf-System aus. Bei COVID-19-Infektionen können sich daher die Gefäße in den Organen, nicht nur der Lunge entzünden.

Pathologen am Universitätsspital Zürich haben bei Obduktionen entdeckt, dass die COVID-19-Verstorbenen nicht nur an einer Entzündung der Lunge litten. Die Entzündung betraf das gesamte Gefäßsystem (Endothel) verschiedenster Organe: Herz-, Hirn-, Lungen- und Nierengefäße sowie Gefäße im Darmtrakt. Bei Vorerkrankungen wie Bluthochdruck, Diabetes und Herzinsuffizienz ist die Funktion des Endothels ohnehin bereits eingeschränkt. So lassen sich die hohen Todesraten bei Menschen mit Vorerkrankungen erklären.

Angesichts der Tatsache, dass in den letzten zwanzig Jahren drei neue humane Coronaviren aufgetreten sind, könnte dies die Entwicklung von neuen Breitspektrum-Therapeutika und Impfstoffen befördern. Da nicht bekannt ist, welche Viren in der Zukunft auftauchen werden, sind breit wirkende antivirale Medikamente die wirksamste Abwehrstrategie für die aktuellen und zukünftigen Ausbrüche. Dabei geht man davon aus, dass unterschiedliche Virustypen konservierte Bereiche auf ihrer Oberfläche zeigen. Diese konservierten Bereiche lassen sich gut für Breitbandmedikamente nutzen. Nötig ist es zudem, Plattformen zu etablieren, die für die Charakterisierung unterschiedlicher Viren geeignet sind. Dabei geht es vor allem darum, die neuen molekularbiologischen Methoden, die auch für die Entwicklung von Impfstoffen und Medikamenten unerlässlich sind, in die Untersuchungen mit einzubeziehen.

Das neuartige Coronavirus ist vom Tier auf den Menschen übergegangen und breitet sich nun durch Mensch-zu-Mensch-Übertragungen auf der ganzen Welt aus. Solche zoonotischen Ereignisse sind keine Seltenheit. Generell sind zwischen 60 und 70 Prozent der neu auftretenden Infektionskrankheiten, die Menschen betreffen, Zoonosen. Ein von Tieren überspringendes Virus benötigt oft nur wenige Mutationen im Virusgenom, um sich an den Menschen anzupassen.

In der gegenwärtigen Coronavirus-Pandemie sollte auch die umgekehrte Gefahr betrachtet werden, dass Menschen das Virus wieder an Tiere weitergeben können und somit die Verbreitung noch schwieriger einzudämmen ist. Das gilt vor allem dann, wenn eine Übertragung vom Menschen auf Haustiere wie Hunde oder Katzen bzw. Nutztiere wie Nerze nachgewiesen wird.

SARS-CoV-2 kann offenbar viele verschiedene Säugetierarten infizieren. Da ein erheblicher Anteil der Menschen weltweit mit SARS-CoV-2 infiziert ist und sich die Infektion unwissentlich ausbreiten kann, bevor Symptome auftreten oder auch ohne dass jemals Symptome auftreten, besteht ein nicht zu vernachlässigendes Risiko, dass Menschen SARS-CoV-2 auf wild lebende Tiere, insbesondere Säugetiere, übertragen. Die Verhinderung der Übertragung von SARS-CoV-2 von Mensch zu Tier ist wichtig, sowohl um diese – manchmal gefährdeten – Tiere vor der Krankheit zu schützen als auch um die Entstehung neuer SARS-CoV-2-Reservoirs bei Wildtieren zu vermeiden.

In diesem Kontext ist von Bedeutung, dass Coronaviren, ebenso wie Influenzaviren, zu den sogenannten RNA-Viren zählen. Das Hauptcharakteristikum dieser Viren ist, dass ihr Erbmaterial nicht aus Desoxyribonukleinsäure (DNA), sondern aus Ribonukleinsäure (RNA) besteht. In der Regel haben Ribonukleinsäure-Viren ein relativ kleines Genom. Die SARS-Viren haben ein Genom der Größe von 30 Kilobasen. Damit sind sie in der Lage, schnell ihr Erbmaterial zu verändern. Man spricht bei diesen neuen Varianten auch von «Mutationen». Wie auch bei Influenzaviren können Coronaviren mit spezifischen Mutationen, die gerade die Bereiche der Interaktion zwischen Wirtszellen und Virus betreffen, auf andere Tiere oder auf den Menschen überspringen. Es ist schon darauf hingewiesen worden, dass Coronaviren häufig Fledermäuse als Wirte nutzen, es können aber auch Schleichkatzen und andere Tiere eine hohe Affinität zu Coronaviren entwickeln.

Influenzapandemien

Das Potenzial zur Entwicklung pandemischer Viren ist besonders bei den Influenzaviren gegeben. Wie auch die SARS-Viren sind die Influenzaviren RNA-Viren, die bei Tieren, aber auch beim Menschen vorkommen.

Lange Zeit hat man die Influenzaviren als weniger gefährlich für den Menschen betrachtet als etwa Pocken oder die Kinderlähmung. So ist überliefert, dass der Maler Egon Schiele (1890–1918) an Influenza verstarb. Er war recht optimistisch gewesen und hatte über sich und seine Frau, bei der er sich angesteckt hatte und die ebenfalls Symptome zeigte, geschrieben, ihnen beiden ging es recht gut. Sie seien zwar nicht gesund, aber es sei – Gott sei Dank – nur eine Influenza. Egon Schiele starb nur drei Tage nach seiner Frau, das tragische Schicksal der beiden ist charakteristisch für viele Influenza-infizierte Personen.

Das Genom der Influenzaviren ist etwas kleiner als das der Coronaviren, mit der Konsequenz, dass die Mutationsrate bei den SARS-Viren geringer ist als bei Influenza. Bei den üblichen Influenzaviren sind es oft bis zu vier Mutationen, die neue Grippe-Wellen verursachen können. Beim SARS-Virus 2003 waren es sogar nur zwei Mutationen, die den Unterschied zwischen Tiere und Menschen befallendem Erreger ausmachten. Die Entwicklung des SARS-Virus ist ein Beispiel dafür, dass eine höhere Mutationsrate mit einer größeren Pathogenität der Erreger einhergehen kann. Dies kann auch Einfluss auf die Wirksamkeit eines Impfstoffes haben.

Es sind vor allem zwei Eiweiße auf der Oberfläche der Influenzaviren, die essenziell für die Vermehrung dieser Viren sind. Diese Proteine werden Hämagglutinin (HA) sowie Neuraminidase (NA) genannt. Das Hämagglutinin bindet dabei direkt an zelluläre Rezeptoren, die Neuraminidase ist in der Lage, diese Bindung wieder aufzuheben und eine neue Bindung zu induzieren, um so die Infektion zu befördern.

Die verschiedenen Influenzatypen lassen sich unter anderem durch die unterschiedlichen Hämagglutinine und Neuraminidasen bestimmen. Bisher sind sechzehn Hämagglutinin-Subtypen sowie neun Neuraminidase-Subtypen beschrieben worden. Bei der Bezeichnung der Varianten werden die H- bzw. N-Antigene, aber auch die Bezeichnung der Orte, an denen sie als Erstes beschrieben wurden, herangezogen.

Vier Influenzapandemien traten im Laufe des 20. bzw. zu Beginn des 21. Jahrhunderts auf (Abb. 6). Die verheerendste war die Spanische Grippe, die durch ein Influenzavirus vom Subtyp H1N1 verursacht wurde. Dieses Virus zirkulierte bis 1957 in der menschlichen Bevölkerung. 1957/58 kam es mit der Asiatischen Grippe zur nächsten Influenzapandemie. Der Erreger war hier ein Virus vom Subtyp H2N2. Dieses Virus wurde 1968/69 durch ein Virus vom Subtyp H3N2 verdrängt, es verursachte die sogenannte Hongkong-Grippe und zirkuliert bis heute. 1977 kam es erneut zum Auftreten des H1N1-Virus von 1957. Ausgehend von Mexiko, trat im Jahr 2009 ein neues Influenza-A-Virus vom Subtyp H1N1 auf, das als «Schweinegrippe» bezeichnet wurde und sich weltweit verbreitete. Es verdrängte die bisherigen H1N1-Influenzaviren und zirkuliert gemeinsam mit dem H3N2-Subtyp von 1968/69 weiter. Seit 2003 erkrankten zudem weltweit mehr als 860 Menschen an der Vogelgrippe (H5N1).

Die Spanische Grippe breitete sich in den Jahren 1918 bis 1920 in drei Wellen über die Welt aus. Wie viele Menschen starben, lässt sich nur schätzen; die Angaben reichen von 20 bis 100 Millionen Toten weltweit, wobei sich die meisten Autoren auf einen Bereich zwischen 25 und 40 Millionen Toten festlegen. Besonders stark von der Pandemie betroffen waren Asien – hier war mehr als die Hälfte aller Toten zu beklagen – sowie Afrika.

Ein ungewöhnliches Merkmal dieses Virus war die hohe Sterblichkeitsrate, die es insbesondere bei gesunden Erwachsenen im Alter zwischen 20 und 40 Jahren verursachte. Eine vergleichbare Todesrate wurde während keiner der bekannten Grippe-Saisonen oder Pandemien, die vor oder nach der Spanischen Grippe auftraten, beobachtet.

Jeffery Taubenberger und Ann Reid ist es 2005 gelungen, das komplette Genom des Erregers der Spanischen Grippe zu sequenzieren und im Labor zu rekonstruieren. Experimente mit den so erzeugten Viren zeigen die hohe Pathogenität des Erregers. Das Spanische-Grippe-Virus ist bisher der einzige menschliche Grippeerreger, an dem auch Mäuse sterben. Forschungen haben gezeigt, dass sich die hohe Pathogenität wahrscheinlich aus einer Summe von Eigenschaften zusammensetzt. Einen

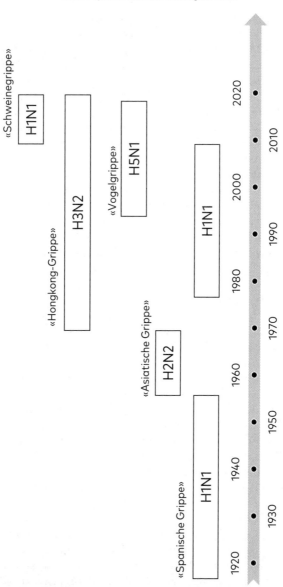

Abb. 6: Zeitliches Auftreten verschiedener Influenza-Stämme im 20. und 21. Jahrhundert

Hauptbeitrag leistet das Immunsystem des Wirtes. Wissenschaftler konnten im Lungengewebe von Mäusen eine heftige Immunreaktion nachweisen, bei der weiße Blutkörperchen in die Lunge gelangten und die Ausschüttung von Signalstoffen auslösten, was zu einer heftigen Entzündungsreaktion und den typischen Symptomen vieler Opfer der Spanischen Grippe, wie Lungenödeme oder Lungenblutungen, führte.

Ein Team um Michael Worobey von der University of Arizona hat erforscht, wie der Erreger entstand, und die Ergebnisse 2014 publiziert: Aus ihren Untersuchungen leiteten die Forscher ab, dass der Erreger der Spanischen Grippe kurz vor 1918 aus Teilen eines Vogelgrippe-Virus und eines Virus, das beim Menschen auftritt, hervorging. Diese Viren zirkulierten seit etwa zehn bis fünfzehn Jahren unter Menschen. Laut den Wissenschaftlern könnte dies auch erklären, warum die Grippe besonders viele 20- bis 40-Jährige tötete: Menschen, die 1918 jünger als 20 oder bereits älter als 40 waren, hatten als Kinder saisonale Grippewellen durchlebt, deren Erreger denen der Spanischen Grippe ähnelten. Ihr Immunsystem war bereits darauf vorbereitet. Als die im Jahr 1918 20- bis 40-Jährigen noch Kinder waren, kursierten allerdings andere Influenzaviren. So waren diese für die Spanische Grippe leichte Opfer.

Neben der Spanischen Grippe hat auch die sogenannte Vogelgrippe eine hohe Letalität von 30 bis 85 Prozent. Das Vogelgrippe-Virus (H5N1) kann auf den Menschen übertragen werden. Bisher geschah dies selten und nur durch sehr engen Kontakt mit Geflügel. Die meisten Erkrankungen traten in Asien auf. Auch die in den Jahren 2009 und 2010 weltweit grassierende sogenannte Schweinegrippe war in der Lage, sich relativ schnell auszubreiten, und forderte ebenfalls Tausende von Todesopfern.

Die beiden großen Eiweißmoleküle HA und NA (bzw. H und N) auf der Oberfläche der Influenzaviren können, wie bereits ausgeführt, ihre Aminosäuresequenz durch spontane kleine Veränderungen der entsprechenden Gene modifizieren. Diese Änderungen werden auch als Punktmutationen bezeichnet. Die Variation der entsprechenden Eiweiße wird «Antigen Shift» genannt, die genetischen Prozesse, die zur Mischung der H- und N-Antigene führen, werden auch als «Antigen-Drift» bezeichnet. Bisher sind es vor allem die Antigene H1, H5 sowie N1, die als humanpathogene Varianten bekannt sind. Allerdings haben sich in letzter Zeit auch andere Antigene als wichtig herausgestellt, beispielsweise die H3N2-Varianten, die für die Hongkong-Grippe bzw. für die Asiatische Grippe von Bedeutung waren.

Bei der Spanischen Grippe unterschied sich das entscheidende H1-Molekül der humanpathogenen Variante, wie man später herausfand, nur in einer einzigen Aminosäure des Wildtyps. Auch bei der Vogelgrippe 1997 reichte dem H5N1-Virus eine Punktmutation, die zum Austausch einer einzigen Aminosäure in einem Protein führte, um das Virus für den Menschen gefährlich zu machen.

Das derzeitige Coronavirus ist etwa zehnmal weniger mutationsfreudig und verändert sich bisher viel langsamer als Grippeviren. Das mag ein Anlass zur Hoffnung dahingehend sein, dass die Coronaviren weniger schnell neue pathogene Varianten ausbilden und so die Entwicklung eines Impfstoffs bzw. adäquater Medikamente einfacher ist. Wie gefährlich letztlich die SARS-CoV-2-Pandemie im Vergleich zu anderen humanpathogenen Viren zoonotischen Ursprungs ist, bleibt aber zunächst weiter zu untersuchen. Eine bestimmte genetische Influenza-A-Virus-Variante, die auch als «G4» bezeichnet wird, scheint das Potenzial zu haben, sich weiter in Richtung humanpathogener Viren zu entwickeln.

Auslöschung der Pocken

Mit der Auslöschung der Pocken gelang einer der größten Erfolge der abendländischen Medizin. Pockenviren waren insbesondere für Kinder eine Heimsuchung, die erst mit der Ausrottung der Viren im Jahr 1980 zu Ende ging. Schon im Mittelalter und in der beginnenden Neuzeit waren die Pocken von großer Bedeutung. Johann Wolfgang von Goethe etwa schreibt in seinem Erinnerungsbuch *Dichtung und Wahrheit* über die besondere Bedeutung dieser Erkrankung, an der er selbst auch litt.

Ausgelöst wird das klinische Bild der Pocken durch Variolaviren. Sie verbreiten sich im Körper des Infizierten, besonders charakteristisch sind die Blessuren der Haut, etwa im Gesicht, die auch von klinischer Bedeutung sind. Die menschlichen Pockenviren, Variola, sind verwandt mit Pockenvarianten, die in der Veterinärmedizin eine Rolle spielen. Bei Affen etwa lösen sie ähnliche Symptome wie die humanen Pockenviren beim Menschen aus, nur dass sie sehr viel milder ausgeprägt sind. Die Erfolge im Kampf gegen die Pocken stehen am Anfang der Bemühungen, gegen Infektionserreger Impfstrategien zu entwickeln. Der englische Arzt Edward Jenner hat im Jahr 1796 erstmals öffentlich eine Impfung an einem jungen Patienten durchgeführt. Zunächst wurde der Patient mit dem Kuhpocken-Impfstamm Vaccinia vakziniert. Danach kam es dann zur Injektion von Pockenviren, die sehr gut vertragen wurden.

Nach dem Erfolg bei den Pocken kam es zur Entwicklung von weiteren Impfstoffen, etwa gegen Diphterie oder auch Keuchhusten. Am 6. Juli 1885 führte Louis Pasteur die erste Tollwutimpfung bei einem neunjährigen Jungen durch, der von einem tollwütigen Hund gebissen worden war. Auch die Kinderlähmung wird momentan mithilfe von Impfstrategien erfolgreich bekämpft, und es ist zu hoffen, dass sich in wenigen Jahren – ähnlich wie bei den Pocken – auch eine poliofreie Welt entwickeln kann. Mittlerweile werden auch gentechnisch veränderte Pockenviren im Zuge des Impfstoffdesigns verwendet. Die zu den Vacciniaviren gehörenden Kuhpocken lassen sich gut verwenden, um Gene in das Genom eines Virus einzusetzen, die dann eine Rolle bei der Entwicklung von Impfstoffen spielen können.

3. Pandemien und Grundlagenforschung

> «The stupidest microbe is always cleverer
> than the cleverest microbiologist.»
> *George Klein*

Die Problematik «Was ist Leben?» hat Menschen seit langer Zeit interessiert. Immer wieder wurde die Frage aufgeworfen, ob es bestimmte stoffliche Voraussetzungen für das Leben von Menschen, Tieren und Pflanzen gibt. Gibt es einen neuen Stoff für das Leben, oder entsteht es auf der Basis konventioneller Moleküle? Mithilfe von molekularbiologischen Methoden ist es heute möglich, die Lebensprozesse verschiedener Organismen zu beschreiben. Dies gilt auch für Krankheitsereignisse, mit der Folge, dass die neuen Erkenntnisse der Molekularbiologie dazu geführt haben, dass ein Pandemiegeschehen im Kontext der modernen Lebenswissenschaften betrachtet werden kann (Abb. 7). Molekularbiologische Erkenntnisse zu Infektionskrankheiten haben direkten Einfluss auf Nachweisverfahren und die Entwicklung neuer Medikamente bzw. Impfstoffe. Eine bedeutende Rolle spielt hier die Grundlagenforschung.

Voraussetzung für die Anwendung dieser neuen Erkenntnisse war jedoch die Auseinandersetzung mit der Frage: «Was ist Leben?» Interessanterweise wurden diese Diskussionen Anfang des 20. Jahrhunderts vor allem von Physikern geführt. Erwin Schrödinger etwa hat den Blick auf neue stoffliche Voraussetzungen für das Leben gerichtet, wobei er die ein Jahrhundert zuvor geführte Diskussion über die stofflichen Gegebenheiten mit berücksichtigt.

Als Erster ist der Augustinermönch Gregor Mendel 1866 der Frage nachgegangen, ob es bestimmte Gesetzmäßigkeiten gibt, die den Übergang von Eigenschaften von einer Generation auf die andere beschreiben könnten. Um diese Frage zu studieren,

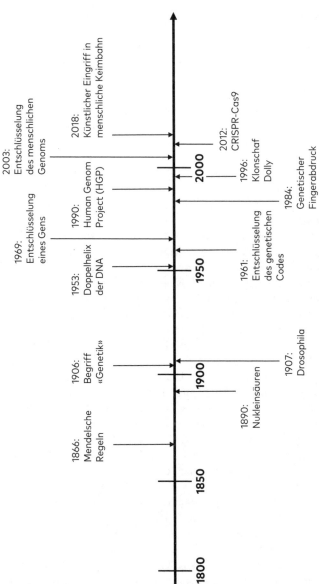

Abb. 7: Zeitskala der Durchbrüche in der Molekularbiologie

kreuzte er einige Tausend Erbsenpflanzen nach streng geordneten Schemata miteinander. Mendel wählte dazu Erbsensorten mit sieben äußerlich gut unterscheidbaren Merkmalen aus. Er stellte fest, dass die Merkmale der Elternpflanzen nicht vermischt an die Nachkommen weitergegeben werden, sondern klare Verteilungsmuster zeigen. Mit diesen Forschungen begründete er die klassische Genetik.

Die Entwicklung der Genetik war entscheidend für die Einführung von neuen Impfstoffen und Medikamenten, die die Medizin seit dem Beginn des 20. Jahrhunderts bereichert hat. Beispiele sind der Pockenimpfstoff, Medikamente gegen das Hepatitis-C-Virus HCV sowie der von Harald zur Hausen auf gentechnischer Basis entwickelte Impfstoff gegen humane Papillomviren.

In der ersten Hälfte des 20. Jahrhunderts war es dann so weit: Die stofflichen Voraussetzungen für die Analyse der Genetik waren gegeben. Durch Untersuchungen insbesondere von Oswald Avery wurde klar, dass sich distinkte Eigenschaften des Lebens vererben. Als stoffliche Grundlage für das Leben galt seitdem die Desoxyribonukleinsäure (DNS) oder englisch *desoxyribonucleic acid* (DNA). Die Struktur der DNA wurde von Francis Crick, James Watson und Maurice Wilkins in der Mitte des 20. Jahrhunderts aufgeklärt.

Bald zeigte sich, dass die DNA die Information, die sie speichert, an RNA (Ribonukleinsäure) übergibt. Die «messenger RNA» (mRNA) kristallisierte sich als stoffliche Grundlage von Lebensprozessen heraus. Später konnte dann gezeigt werden, dass Retroviren sogar in der Lage sind, RNA in DNA umzuschreiben, wie dies beim HI-Virus der Fall ist. Auf die Retroviren wird noch einmal gesondert eingegangen werden.

Nach den Analysen zur stofflichen Grundlage von Lebensprozessen waren es dann vor allem Jacques Monod und François Jacob vom Institut Pasteur in Paris, die erstmals das Zusammenwirken der Gene, der RNA und der Proteine in einer Zelle beschrieben. Sie sprachen in diesem Zusammenhang von einem Operon, unter dem sie das Arrangement von Genen und ihrer Produkte in einer Zelle verstanden, wobei es hier zu Rückkopplungen und zusätzlichen Informationen kommt, die bei Lebensprozessen essenziell sind.

Die neuen Erkenntnisse ließen sich auch philosophisch interpretieren. Insbesondere der Existenzialismus, der in den 1960er Jahren in Frankreich en vogue war, traf sich mit den Überlegungen der Naturwissenschaftler. Das Buch *Zufall und Notwendigkeit* von Jacques Monod ist dafür exemplarisch: Es verband die wissenschaftliche Darstellung der Lebensprozesse mit Aussagen über die Stellung des Menschen im Kosmos.

Im Anschluss an die Analyse der stofflichen Grundlagen der Lebensprozesse stellte sich die Frage, ob es möglich ist, Gene gezielt zu verändern, um sie für die Entwicklung von Medikamenten zu benutzen. Wissenschaftler, an der Spitze der Schweizer Nobelpreisträger Werner Arber, zeigten, dass einzelne Gene im Labor verändert und über Artgrenzen hinweg übertragen werden können. Man spricht hier auch vom «Klonieren» einzelner Gene beziehungsweise DNA-Sequenzen.

Die neue Klonierungstechnik der molekularen Biologie hat zu grundlegenden Erkenntnissen im Bereich der medizinischen Grundlagenforschung, aber auch zur Entwicklung neuer Medikamente, etwa neuer Impfstoffe gegen Meningitiserreger oder Hepatitis-B-Viren, geführt. Dabei wurden bestimmte Modellorganismen verwendet, beispielsweise Viren, Bakteriophagen oder Bakterien wie der *Escherichia-coli*-Stamm K-12. Gerade im Bereich der Analyse von Krankheitsprozessen kam es in den 1970er und 1980er Jahren zu großen Erfolgen. Das gilt auch für den Kampf gegen Stoffwechselerkrankungen wie Diabetes, Krebserkrankungen und vor allem für den Kampf gegen Infektionserkrankungen. Die Frage lautete nun: «Was ist ein Pathogen?», und das Ziel bestand darin, Impfungen und neue Arzneimittel zu entwickeln, um Krankheitsprozesse eindämmen zu können.

Eine große Rolle bei der Rekonstruktion des Erbmaterials ganzer Lebewesen, das als Genom bezeichnet wird, spielte die Informatik. Die Genome werden in den Zellen bzw. von den Viren in Eiweiße umgeschrieben, sodass bestimmte Muster, die Proteome genannt werden, letztlich die Ausbildung von Lebensprozessen auf einer neuen Grundlage möglich machen.

Insbesondere durch die Arbeiten von Eckard Wimmer und Craig Venter aus den Vereinigten Staaten von Amerika gelang es, synthetische Gene bzw. Genome zu erzeugen. Wimmer schaffte es Anfang des 21. Jahrhunderts, das vollständige Genom eines pathogenen Virus, nämlich des Poliovirus, durch eine Totalsynthese entstehen zu lassen; der Traum vom Heilen mit Genen, wie der Slogan lautete, schien in greifbare Nähe zu rücken. Individuelle therapeutische Bemühungen verfolgen das Ziel, beispielsweise eine Resistenz gegen das Aidsvirus HIV aufzubauen. Diese neuen Methoden der Gentherapie setzen sich langsam durch und spielen auch eine Rolle bei der Eindämmung von pandemischen Prozessen.

In jüngster Zeit machen vor allem die sogenannten Genscheren (CRISPR/Cas-Methode) von sich reden, die gezielte Eingriffe in das Genom gestatten (Abb. 8). CRISPR-Cas9 ist ein Immunabwehrsystem, das Bakterien benutzen, um Viren abzuwehren. Das System wurde für die Anwendung im Labor angepasst und hat sich zu einer bahnbrechenden Methode der Molekularbiologie entwickelt, für die ihre Entdeckerinnen Emmanuelle Charpentier und Jennifer Doudna im Jahr 2020 mit dem Nobelpreis für Chemie geehrt wurden. Die von ihnen entwickelte Genschere ermöglicht es Wissenschaftlern, DNA an einer gewünschten Stelle im Genom zu schneiden und zu verändern.

Damit können DNA-Bausteine in grundsätzlich allen Organismen eingefügt, entfernt oder modifiziert werden. Die im CRISPR-Bereich (Clustered Regularly Interspaced Short Palindromic Repeats) der Schere integrierten RNA-Abschnitte erkennen die Zielsequenz auf der DNA. An CRISPR ist das sogenannte Cas9-Protein gekoppelt, welches den DNA-Doppelstrang an der erkannten Stelle schneidet. Zelleigene Reparatursysteme sorgen anschließend dafür, dass der durchtrennte DNA-Strang wieder zusammengefügt wird.

Genetische Eingriffe können dazu beitragen, Krankheiten, auch pandemische Infektionskrankheiten, zurückzudrängen. Ein Beispiel hierfür ist die mögliche Anwendung in der HIV-Therapie (Abb. 9). Es gibt Menschen, die resistent gegen das HI-Virus sind, da sie Träger einer bestimmten Mutation im

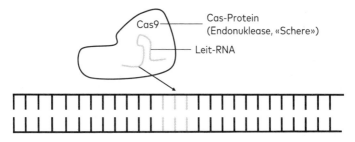

Abb. 8: Genschere CRISPR-Cas9

CCR5-Gen sind. Ein aktives CCR5-Gen ist die Voraussetzung dafür, dass sich das Virus über die menschlichen Abwehrzellen, die T-Zellen, ausbreiten kann. Die Idee ist nun, das intakte CCR5-Gen mithilfe der CRISPR-Cas9-Genschere in den Zellen Infizierter auszuschalten und damit die Immunzellen vor einer HIV-Infektion zu schützen. Allerdings können diese neuen Methoden auch dazu verwendet werden, Keimzellen, auch menschliche, die auf die nächste Generation übertragen werden, zu verändern.

Erstmals wurden 2018 von einer chinesischen Arbeitsgruppe die Keimzellen von zwei Babys so verändert, dass eventuell eine Resistenz gegen das HI-Virus erzeugt werden konnte. Möglicherweise hat die neue Methode Zukunft, auch im Hinblick auf das Zurückdrängen von Pandemien. Es zeigte sich aber auch, dass bei der Anwendung der Gentechnik ethische Probleme eine große Rolle spielen. Das gilt insbesondere für die Manipulation der menschlichen Keimbahn, die aus heutiger Sicht abzulehnen ist.

Ähnliche ethische Dimensionen hat mittlerweile auch die neue Methode des «Gene Drives»: Hier werden auf Basis der Genschere beispielsweise Vektoren für Infektionserreger dahingehend verändert, dass sie resistent gegen Viren werden und diese Viren nicht mehr weiter übertragen können. Die ökologischen Auswirkungen dieser Experimente müssen allerdings genau durchdacht werden. Gerade von diesen ethischen Debat-

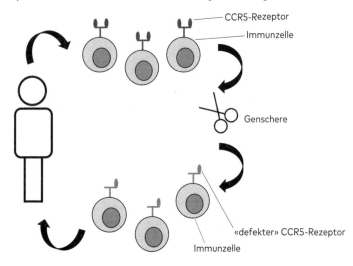

Abb. 9: Anwendung von CRISPR-Cas9 in der HIV-Therapie

ten erwartet man sich neue Sichtweisen, die weltweit die medizinischen Fragestellungen revolutionieren können.

Die neuen Methoden der Molekularbiologie machten es möglich, den Kampf gegen Pandemieerreger weiter zu intensivieren. Diese Arbeiten wurden auf der Basis der Entdeckung der Pandemieerreger durch Robert Koch (1843–1910) und andere im 19. Jahrhundert begonnen. Man spricht auch von der «Goldenen Ära» der Mikrobiologie gegen Mitte des 19. Jahrhunderts. Zur damaligen Zeit gab es einen Streit, der die Gemüter sehr erregte. Es ging um die Frage, ob Lebensprozesse ständig unverändert ablaufen oder ob Strukturen «präformiert» sind, also über Generationen weitergegeben werden. Einer der wirkungsmächtigen Protagonisten der Theorie der Präformation, der Italiener Lazzaro Spallanzani (1729–1799), wurde ein Jahrhundert später von Louis Pasteur (1822–1895) widerlegt. Louis Pasteur konnte mithilfe experimenteller Daten zeigen, dass sich Strukturen immer wieder neu bilden. Es war die Voraussetzung, dass Robert Koch mit den sogenannten pathogenen Agenzien erste Hinweise dafür bekam, dass Infektionsprozesse an bestimmte Mikroorganismen gekoppelt sind.

Robert Koch konnte mit seinen Experimenten am Ende des 19. Jahrhunderts zeigen, dass in der Tat Mikroorganismen voneinander abstammen, aber nicht präformiert sind. In Experimenten am Anthraxerreger *Bacillus anthracis* zeigte er, dass dieses Bakterium in der Lage ist, Infektionen auszulösen. Damit war Robert Koch der experimentelle Nachweis gelungen, dass Anthraxbakterien als «pathogene Agenzien» auftreten, die von Wirt zu Wirt übertragen werden. Nach seinen ersten Untersuchungen 1876 in Breslau entwickelte Robert Koch durch Experimente die nach ihm benannten sogenannten Kochschen Postulate, die auch eine Antwort auf die Frage «Was ist ein Pathogen?» möglich machten. Die Postulate fordern, dass zunächst das Krankheitsgeschehen im Mittelpunkt steht, wobei es nach dem ersten Postulat immer mit dem Vorkommen bestimmter Mikroorganismen, bei Robert Koch *Bacillus anthracis*, assoziiert sein muss. Gemäß dem zweiten Postulat sollen im Labor gezüchtete Mikroorganismen im Versuchstier entsprechende Symptome auslösen. Die krankmachende Wirkung von Mikroorganismen und die Übertragungsfähigkeit kommen zusammen, um pathogene Agenzien als Ursache von mikrobiellen Krankheitsprozessen auszumachen. Das dritte Postulat besagt, dass es schließlich möglich sein muss, aus dem Versuchstier diese Mikroorganismen zu reisolieren.

Die neuen Erkenntnisse der Molekularbiologie machen es heute möglich, krankheitsrelevante Moleküle zu analysieren, die als Virulenz- oder Pathogenitätsfaktoren bezeichnet werden. Diese sind für das Infektionsgeschehen verantwortlich. Die Fortschritte der Molekularbiologie führen dazu, den Kochschen Postulaten einen molekularen Zuschnitt zu geben: Der amerikanische Molekularbiologe Stanley Falkow konnte zeigen, dass bestimmte Moleküle immer wieder gemeinsam bei Krankheitsprozessen auftauchen. Das können Giftstoffe oder Toxine, aber auch andere krankheitsrelevante Moleküle sein. Er war einer der Ersten, die der Frage nach den molekularen Ursachen von Infektionskrankheiten erfolgreich nachgingen.

Darüber hinaus ist es möglich, diese Krankheitsmoleküle, beispielsweise Toxine, zu klonieren und zu analysieren. Dadurch können die «Krankheitsgene» in Toxin-negative Bakterien übertragen werden und so positive Varianten bilden und damit Krankheiten auslösen.

Diese molekularbiologischen Untersuchungen stellen einen späten Triumph der Arbeiten Robert Kochs dar. Koch hat sich später dem Choleraerreger *Vibrio cholerae* zugewandt und vor allem die krankheitsauslösende Wirkung von Mykobakterien bei der Tuberkulose studiert. Durch diese Untersuchungen wissen wir, dass die molekulare Struktur auch von unterschiedlichen Krankheitserregern ähnliche Muster aufweisen kann. Selbstverständlich gelten die von Robert Koch zunächst formulierten Prinzipien auch für die Pandemieerreger, die in der letzten Zeit im Mittelpunkt des Interesses stehen.

Pathogene Mikroorganismen, darunter etwa Pandemieerreger, stoßen, wenn sie einen Wirt infizieren, auf die Abwehrstrukturen des Wirtes, die sich im Laufe der Evolution herausgebildet haben. Man muss hier zwischen spezifischen und unspezifischen Abwehrmechanismen unterscheiden. Zu den spezifischen Faktoren zählen beispielsweise die B-Lymphozyten, die in der Lage sind, Antikörper zu produzieren. Daneben spielen die T-Lymphozyten eine Rolle, die insbesondere für die Abwehr von Virusinfektionen von Bedeutung sind. Wichtig in diesem Zusammenhang ist die Tatsache, dass die Lymphozyten Träger des immunologischen Gedächtnisses sind. Das bedeutet, dass Wirtsorganismen, nachdem sie bereits einmal von einem Mikroorganismus angegriffen wurden, oftmals auch eine zweite Attacke überstehen können, da sie durch spezifische Mechanismen geschützt sind.

Neben den spezifischen Mechanismen des Abwehrsystems gibt es auch unspezifische Faktoren, die gerade für die frühe Wirtsreaktion von Bedeutung sind. Zu diesen Komponenten zählt unter anderem das sogenannte Komplementsystem, das bei der Abwehr eine Rolle spielt. Zusammen mit anderen Faktoren, die als PAMP (Pathogen-Associated Microbial Patterns) bezeichnet werden, stellt es eine Art «Frühwarnsystem» dar.

Auch die Toll-like-Moleküle (TLR) spielen bei den unspezifischen Abwehrmechanismen eine Rolle. Zu diesen zählen die neutrophilen Granulozyten, die ebenfalls unspezifisch gegen Infektionserreger vorgehen.

Die Mikroorganismen sind dabei in der Lage, untereinander zu kommunizieren. Dieser Kommunikationsprozess wird als *quorum sensing* bezeichnet und spielt eine Rolle bei der Ausbreitung von Mikroben, vor allem bei pathogenen Prozessen. Manche mikrobiellen Gene werden nämlich erst dann aktiviert, wenn eine bestimmte Zelldichte erreicht ist. Die Tatsache, dass immer mehr Details des Abwehrmechanismus, aber auch der Interaktion zwischen Mikroben und Wirtsorganismen erforscht werden, lässt es auch als möglich erscheinen, die Entwicklung spezifischer Gegenmittel, sei es die Entwicklung von Impfstoffen oder neuer Medikamente, zu beschleunigen.

Hierbei kommen die neuen Methoden der synthetischen Biologie zur Anwendung, die im Zusammenhang mit der von Rino Rappuoli entwickelten Technologie des *reverse vaccinology* stehen. *Reverse vaccinology* bedeutet, dass ausgehend von den Strukturen der Wirtsorganismen mithilfe der molekularen Biologie und der Informatik sehr spezifische Impfstoffe entwickelt werden können, die dann gegen die eindringenden pathogenen Mikroben gerichtet sind. Diese neuen Methoden spielen gerade auch bei der Weiterentwicklung von Strategien gegen pandemische Mikroorganismen eine große Rolle. So konnte Rino Rappuoli mithilfe der neuen Methoden einen Impfstoff gegen den pandemischen Meningitiserreger *Neisseria meningitidis* entwickeln, der mittels konventioneller Impfstoffentwicklung nicht bekämpft werden kann. Die dabei gesammelten Erfahrungen, etwa über neue Plattformen zur Impfstoffentwicklung, lassen sich auch auf andere Erreger übertragen, beispielsweise das Coronavirus.

Weltweit arbeiten derzeit Wissenschaftler an der Entwicklung von Impfstoffen, Arzneimitteln und neuen Nachweisverfahren gegen COVID-19. Einige dieser Impfstoffe basieren auf einer neuen Technologie, die synthetische Nukleinsäure-Sequenzen verwendet, um antigene Proteine zu exprimieren. Diese RNA-

Impfstoffe enthalten sogenannte Boten-RNA (mRNA) des Erregers. Das ist ein Zwischenprodukt, welches in der Zelle während des Ablesens eines Gens entsteht und dessen Information im Anschluss zur Bildung eines Proteins genutzt wird. Das Immunsystem erkennt dieses Erregerprotein und baut dagegen eine schützende Immunantwort auf, die im Falle einer Exposition mit dem Erreger die Infektion verhindern oder abmildern soll. Der Mensch stellt also sozusagen seinen eigenen Impfstoff selbst her.

Gegen SARS-CoV-2 wurden weltweit mehrere solcher RNA-basierten Impfstoffe entwickelt, die gegen das Spike-Glykoprotein auf der Virusoberfläche gerichtet sind. Zwei von ihnen haben bereits eine Zulassung erlangt. Ergebnisse aus der Phase III der klinischen Studien haben eine mehr als neunzigprozentige Wirksamkeit gezeigt, und dies offensichtlich auch bei älteren Menschen.

Um Evolutionsprozesse in Gang zu setzen, ist es zunächst einmal nötig, genetische Vielfalt zu schaffen. Dann ist es essenziell, mithilfe von Selektionsprozessen neue biologische Varianten zu generieren. Diese werden zunächst einmal vertikal weitergegeben. Das bedeutet, genetische Änderungen, Mutationen, werden eingeführt, die langsam über Generationen hinweg vererbt werden. Es zählt zu den großen Entdeckungen der Mikrobiologie der zweiten Hälfte des 20. Jahrhunderts, dass neben diesem vertikalen Gentransfer von Generation zu Generation vor allem bei Prokaryonten der horizontale Gentransfer eine Rolle spielt. Er ist schnell und verbreitet sich auch über Artgrenzen hinweg, was bei Bakterien, aber auch bei Viren der Fall sein kann.

Genetische Vielfalt ist die Grundvoraussetzung für den «Erfolg» von Mikroben und damit für die Ausbreitung von Pandemien. Es sind im Wesentlichen drei genetische Prozesse, die bei horizontalem Gentransfer zum Tragen kommen, um die benötigte genetische Vielfalt zu generieren: Zum einen ist es die Transformation, mit deren Hilfe neue Merkmale entstehen, indem DNA von einem Bakterium auf das nächste übertragen wird. Neben dieser Übertragung von «nackter» DNA kann DNA-Transfer auch mittels Genfähren stattfinden. Zu diesen natürlich vorkommenden Genfähren zählen die Plasmide,

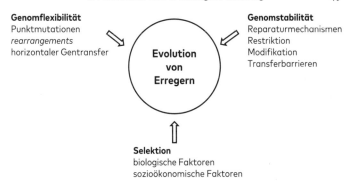

Abb. 10: Schematische Darstellung der Prozesse, die zur Evolution von Infektionserregern beitragen (nach Hacker & Heesemann 2002)

kleine DNA-Moleküle, die durch Konjugation nach Zellkontakt transferiert werden können. Von großer Bedeutung sind weiterhin die Bakteriophagen und die bei höheren Zellen direkt zwischen Bakterien übertragbaren Viren. Entscheidend für den evolutionären Fortschritt bei Krankheitserregern ist die Tatsache, dass genetische Strukturen von Zelle zu Zelle übertragbar sind. Dies spielt besonders bei den pathogenen Enterobakterien eine Rolle.

Schließlich ist neben Transformation und Konjugation ein dritter Mechanismus zur Generierung von genetischer Vielfalt bedeutsam: die Transduktion. Hierbei kommen die schon erwähnten Viren bzw. Bakteriophagen zum Einsatz. Bei der Transduktion werden Viren oder Bakteriophagen übertragen, wobei Letztere auch als Träger von Toxingenen dienen können.

Die Gesamtheit der zur Übertragung von Genen bereitstehenden Nukleinsäuremoleküle wird auch als «Mobilom» bezeichnet. Es ist möglich, mithilfe der Analyse von mobiler DNA Bereiche im Genom zu identifizieren, die durch Gentransfer generiert wurden und die zur Weiterentwicklung beitragen. Wenn diese Eigenschaften zur krankmachenden Wirkung von Organismen beitragen, spricht man auch von «Pathogenitätsinseln» im Genom der entsprechenden Erreger, die ein Angriffspunkt für die Entwicklung von Medikamenten sein können.

Es wurde bereits darauf hingewiesen, dass bei infektiösen Prozessen sowohl die eindringenden Pathogene als auch die Wirtsstrukturen von Bedeutung sind. Die evolutionären Veränderungen bei Pathogenen sind durch ein Wechselspiel zwischen der Herausbildung neuer genetischer Varianten und durch Umweltfaktoren gekennzeichnet. Neue genetische Varianten kommen in erster Linie durch Punktmutationen, DNA-Umlagerungen (sogenannte *rearrangements*) sowie horizontalen Gentransfer zustande. Gegenspieler dieser «Genomflexibilität» sind auf der anderen Seite verschiedene Reparaturmechanismen der DNA, Restriktion und Modifikation sowie Barrieren, die einem DNA-Austausch entgegenwirken (Abb. 10). Auch die Wirts-DNA kann und muss sich ändern, um Evolutionsprozesse zu ermöglichen. Ein Beispiel ist die Interaktion zwischen HI-Viren und Rezeptoren auf der Wirtsseite. Der Co-Rezeptor CCR5 ist für das Eindringen des Virus von essenzieller Bedeutung. Es kann hier aber zu Mutationen im Rezeptor-Gen kommen, sodass Viren nicht mehr in den Wirt eindringen können. Deshalb wird die Veränderung des CCR5-Co-Rezeptors als eine Strategie gesehen, Resistenz gegen HIV zu erzeugen.

Eine ähnliche Situation liegt auch bei dem CFTR-Faktor vor, der eine Rolle bei der zystischen Fibrose, einer Stoffwechselerkrankung (Mukoviszidose), spielt und der ebenfalls durch Mutation verändert werden kann. Auch hier können sich in der Zukunft neue Therapiemöglichkeiten auftun. All das sind Beispiele für die große Vielfalt, die Mikroorganismen und Wirtsorganismen generieren und die damit die Wirts-Pathogen-Interaktion beeinflussen können.

Eine große Rolle beim Umgang mit pathogenen Mikroben spielen ferner die Antibiotika. Sie greifen Strukturen auf der Oberfläche der pathogenen Bakterien an, die als «Ziel(scheibe)» *(target)* verwendet werden.

Das genaue Studium der infektiologischen pandemischen Prozesse hat als Resultat ergeben, dass bestimmte Gene bzw. Proteinstrukturen unter einem besonderen evolutionären Druck stehen. Das ist unter anderem auch bei der Influenza der Fall. Impfstoffe müssen deshalb immer «individuell» konfiguriert sein. So wird bei der Influenza jedes Jahr auf der Basis der vorliegenden Erkenntnisse ein neuer Impfstoff entwickelt. Das ist nur möglich, weil durch Grundlagenforschung beispielsweise die modernen Gensequenzierungsmethoden immer wieder neue Virusvarianten entdeckt werden, die im Labor detailliert charakterisiert werden können. Die neuen Methoden der Molekularbiologie bilden somit die Grundlage für die Entwicklung von neuen Medikamenten, auch gegen pandemische Erreger.

4. Zoonotische Erreger – One Health, Global Health

> «The essence of global health equity is the idea that something
> so precious as health might be viewed as a right.»
> *Paul Farmer*

Die neuen Erreger wie SARS-CoV-2 entwickeln sich oftmals als zoonotische Keime. Deshalb ist es unabdingbar, das Geschehen nicht nur aus Sicht der Humanmedizin, sondern auch der Veterinärmedizin und der Umweltwissenschaften zu betrachten. Infektionserreger genauso wie ihre Vektoren müssen aufgespürt und bekämpft werden. So zeigt die Coronavirus-Pandemie die Notwendigkeit der Umsetzung von One-Health-Ansätzen.

Mitteilungen zu Mutationen von SARS-CoV-2 in Nerzen verdeutlichen dies. Nach Angaben der WHO sind bisher in mindestens sechs Ländern Nerze mit mutierten SARS-CoV-2 aufgetreten. Das dänische Gesundheitsinstitut SSI berichtet, dass sich mehr als 200 Menschen mit Nerz-Varianten des SARS-CoV-2 infiziert haben, darunter zwölf mit der Cluster-5-Variante. Diese weist unter anderem eine Mutation des Spike-Proteins auf, die die Rezeptorbindungsdomäne betrifft. Momentan stehen zwei weitere SARS-CoV-2-Varianten im Fokus der Aufmerksamkeit. Es handelt sich um die Variante B.1.1.7, die in Großbritannien entdeckt wurde, und die Variante B.1.351 aus Südafrika. Diese sind wahrscheinlich ansteckender als die bisher bekannten. Beide haben mehrere Veränderungen im Erbgut, unter anderem auch am Spike-Protein. Eine Studie des Imperial College London zeigt, dass der R-Wert bei B.1.1.7 um 0,4 bis 0,7 erhöht ist. Weltweit wurde diese Variante in mindestens 26 Ländern nachgewiesen, darunter auch in Deutschland. Eine Studie von Pfizer und der Universität Texas, die zunächst auf einem Preprint-Server veröffentlicht wurde (Stand 10.1.2021), hat gezeigt, dass die bisher in der EU zugelassenen Impfstoffe auch gegen die beiden neuen Varianten wirken. Die Beispiele zeigen, dass man solche Mutationsereignisse eng überwachen muss, da einerseits die Nerze auf den Farmen dem SARS-CoV-2 ein natürliches Wirtsreservoir bieten und immer wieder auch auf den Menschen übertragen werden können und andererseits neue Virusvarianten zu einer leichteren Übertragbarkeit und damit einer erschwerten Pandemiebekämpfung führen können. Ebenso müssen die zugelassenen Impfstoffe im Zusammenhang mit SARS-CoV-2 und neuen Varianten auf Wirksamkeit überprüft werden.

Neben den Corona- und Influenzaviren gibt es eine Reihe von weiteren Erregern, die humanpathogene Eigenschaften haben können. Viele von ihnen wurden vom tierischen Ursprungswirt auf den Menschen übertragen. Deshalb spricht man auch von zoonotischen Erregern. In der Folge sollen zoonotische Erreger, die auch pandemisches Potenzial haben, beschrieben werden.

Ein hochvirulenter Erreger ist das Marburgvirus, das hämorrhagisches Fieber verursacht und eine Sterblichkeitsrate von bis zu 88 Prozent aufweist. Zwei große Ausbrüche, die 1967 gleichzeitig in Marburg und Frankfurt sowie in Belgrad auftraten, wurden beschrieben, in deren Verlauf sieben Menschen starben. Der Ausbruch stand im Zusammenhang mit Laborarbeiten mit aus Uganda importierten afrikanischen Grünen Meerkatzen. In der Folge wurden Ausbrüche und sporadische Fälle in Angola, der Demokratischen Republik Kongo, Kenia und Uganda gemeldet, hier waren mehrere Hundert Opfer zu beklagen.

Ein verwandter Erreger, der sich nur wenig vom Marburgvirus unterscheidet, ist das Ebolavirus. Ein Teil der bisherigen Ebola-Ausbrüche beim Menschen ist auf eine Epidemie bei Menschenaffen, vor allem Schimpansen und Gorillas, zurückzuführen. Dies war zum Beispiel bei Epidemien im Kongo und in Gabun der Fall. Jäger finden dann vermehrt tote Tiere im Wald, fassen sie an und nehmen die Erreger mit nach Hause. Damit startet die Ebola-Epidemie auch beim Menschen.

Der Ebola-Ausbruch 2014–2016 in Westafrika war der bisher größte in der Geschichte. Fabian Leendertz vom Robert Koch-Institut hat den Ursprung der Pandemie mit einem internationalen Forscherteam rekonstruiert. Zum Zeitpunkt des Ausbruchs deutete nichts darauf hin, dass in den Wäldern weniger Schimpansen oder Waldantilopen lebten als noch ein paar Monate zuvor. Zunächst wurde auch keine Spur des Virus in Fledermäusen oder Flughunden gefunden. Schließlich erreichte die Forscher die Nachricht, dass das Indexdorf sowie der erste Patient identifiziert wurden. Dieser war ein zweijähriger Junge, der an dem Virus verstarb.

Im Dorf rekonstruierten Fabian Leendertz und sein Team dann die Ereignisse. Dort gab es einen ausgehöhlten Baum, der den Kindern als Spielplatz diente und von Fledermäusen bewohnt war. Hier hat sich der Junge höchstwahrscheinlich infiziert. Bei Ankunft der Forscher im Dorf war der Baum allerdings abgebrannt, sodass nur noch Erd- und Ascheproben gesammelt und untersucht werden konnten. Darin fanden die Forscher DNA-Spuren der Fledermausart *Mops condylorus*, die als mögliches Reservoir für das Ebolavirus gilt.

Experimente haben gezeigt, dass Fledermäusen die Infektion mit dem Ebolavirus nicht allzu viel ausmacht. Normalerweise überleben die Tiere, können aber während der Infektion Viren übertragen. 2019 gelang es, Bruchstücke des Virusstammes, der den Ausbruch in Westafrika ausgelöst hatte, in der Fledermausart *Miniopterus inflatus* nachzuweisen. Die Übertragung des Ebolavirus auf den Menschen erfolgt also entweder über Affen, die sich an Fledermäusen oder Flughunden anstecken, oder wie in dem Fall der Westafrika-Epidemie direkt von der Fledermaus auf den Menschen.

Das Ebolavirus war Auslöser der Ebolafieber-Epidemie 2014 bis 2016 in Westafrika, der ca. 12 000 Menschen zum Opfer fielen und die seit 2018 auch in der Demokratischen Republik Kongo und in Uganda wütet. Es kann in fünf verschiedenen Typen auftreten, die nach Ländern und Regionen benannt wurden (Zaire, Sudan, Tai Forest, Bundibugyo, Reston). Die Letalität liegt zwischen 50 bis 90 Prozent, am gefährlichsten ist das Zaire-Ebolavirus mit einer Sterberate von 90 Prozent.

Der erste Impfstoff zur Prävention der durch das Zaire-Ebolavirus verursachten Erkrankung wurde 2019 zugelassen, und zwar am 11. November 2019 von der Europäischen Kommission und am 21. Dezember 2019 von der US Food and Drug Administration (FDA), der Behörde für Lebens- und Arzneimittel in den Vereinigten Staaten. Der Impfstoff wurde bereits im Jahr 2003 vom kanadischen Institut für Mikrobiologie im Auftrag der kanadischen Gesundheitsbehörde entwickelt und 2005 erstmals an Affen getestet. Bei dem unter dem Namen Ervebo vermarkteten Ebola-Impfstoff handelt es sich um einen gentechnisch hergestellten abgeschwächten Vektor-Lebendimpfstoff. Er wurde in einer klinischen Studie getestet, die gegen Ende des Ebola-Ausbruchs 2014 bis 2016 in Westafrika in Guinea durchgeführt wurde. Dort wurde Ervebo Personen über 18 Jahren verabreicht, die mit einem Ebola-Infizierten in Kontakt gekommen waren, sowie an deren nachfolgende Kontakte.

Es wurde festgestellt, dass der Impfstoff ein hohes Maß an Schutz vor einer Infektion bietet. Zum Einsatz kam der Impfstoff auch beim Ausbruch des Ebolavirus in der Demokratischen Republik Kongo in den Jahren 2018 bis 2020. Da das Produkt ausschließlich vor der zairischen Variante des Ebolavirus schützt, ist es wichtig, Impfstoffe auch gegen andere Typen des Virus zu entwickeln, insbesondere gegen den Sudan-Typus, der seit 1976 sieben bekannte Ausbrüche verursacht hat. Derzeit befinden sich mindestens sieben weitere Ebola-Impfstoffe in verschiedenen Stadien der klinischen Erprobung.

Neben den erwähnten Viren sind es eine Reihe weiterer viraler Erkrankungen, die sich in Richtung pandemischer Prozesse entwickeln. Hierzu zählen das Dengue-Virus, das FSME-Virus, das Gelbfieber- sowie das West-Nil-Virus und das Zikavirus. Es gibt weitere Erreger, die in diesem Zusammenhang genannt werden könnten. Alle diese haben jedoch gemeinsam, dass sie eine starke Affinität zu nichtmenschlichen, also tierischen Wirten aufweisen. Sie entwickeln sich dabei weltweit. Das Zikavirus hat eine große Bedeutung für Missbildungen bei kleinen Kindern.

2004 haben Fabian Leendertz und sein Team das Milzbrandbakterium *Bacillus cereus* bv *anthracis* bei toten Schimpansen im Tai-Nationalpark in der Elfenbeinküste entdeckt. Aktuell breitet sich der atypische Milzbranderreger aus und stellt eine

Gefahr für verschiedene Wildtiere dar. Die Infektion mit dem Bakterium könnte sogar dazu führen, dass die lokale Schimpansenpopulation ausstirbt. Mittlerweile wurde das Bakterium nicht nur in Schimpansen, sondern auch in Gorillas und anderen Affenarten (u. a. Mangabe, Dianameerkatze), Ducker-Antilopen und Elefanten gefunden, vorzugsweise in Regenwaldgebieten, beispielsweise der Elfenbeinküste, in Kamerun, Liberia, in der Zentralafrikanischen Republik sowie in der Demokratischen Republik Kongo. Im Tai-Nationalpark sind fast 40 Prozent aller toten Tiere, die Fabian Leendertz analysiert hat, dem tropischen Milzbranderreger zum Opfer gefallen. Der Erreger scheint im tropischen Afrika weiter verbreitet zu sein als ursprünglich angenommen.

Diese Langzeitstudien von Infektionskrankheiten bei Tieren sind einerseits wichtig, um gefährdete Tierarten besser zu schützen. Andererseits sind Infektionen bei Menschenaffen oftmals Indikatoren für Krankheiten, die auch für den Menschen gefährlich werden könnten. Bisher wurde eine Exposition mit *Bacillus cereus* bv *anthracis* von Menschen nur indirekt durch das Vorhandensein spezifischer Antikörper nachgewiesen, und zwar bei Anwohnern des Tai-Nationalparks, die wahrscheinlich Kontakt mit *bush meat*, dem Wildfleisch infizierter Tiere, hatten. Es sind jedoch bisher keine humanen Erkrankungs- oder Todesfälle bekannt.

Zwischen 2011 und 2013 erkrankten und starben drei Männer aus Sachsen-Anhalt an einer Enzephalitis. Monatelang war die Ursache unklar. Erst als auffiel, dass alle drei exotische Bunthörnchen gezüchtet hatten, fanden Veterinärmediziner in den Tieren ein neues Bornavirus, das dann rückblickend auch in den Patientenproben der Verstorbenen nachgewiesen werden konnte. Der neue Erreger bekam den Namen Bunthörnchen-Bornavirus, kurz VSBV-1 (Variegated Squirrel 1 Bornavirus).

2017 konnte eine Studie den Erreger in weiteren Bunthörnchen und darüber hinaus auch in Schönhörnchen nachweisen. Infizierte Tiere zeigen keine Symptome, sodass Hörnchen in Züchtereien oder Zoologischen Gärten regelmäßig auf das Virus untersucht werden sollten. Zudem ist bisher nicht geklärt, ob das Virus mit infizierten Hörnchen eingeschleppt wurde oder ob sich Hörnchen eventuell bei anderen Tierarten angesteckt haben.

Seit Anfang der 1980er Jahre steht das HI-Virus (Human Immunodeficiency Virus) sowohl im wissenschaftlichen als auch im gesellschaftlichen Kontext im Mittelpunkt des Interesses. HIV war Auslöser einer Pandemie, die bisher 33 Millionen Tote forderte und jährlich ca. zwei Millionen Neuansteckungen aufweist. Die Erkrankung führt unbehandelt innerhalb von zehn bis fünfzehn Jahren zum Tod. Die weltweit verwendeten Anti-HIV-Medikamente haben sich als sehr effektiv erwiesen. Deshalb gibt es heute kaum noch Todesfälle durch HIV, wenn eine entsprechende Medikation befolgt wird. Ein Impfstoff gegen HIV ist bisher nicht entwickelt worden, und wenn überhaupt, so wird es sicherlich noch eine lange Zeit dauern, bis dies so weit ist.

Bei HIV handelt es sich um einen klassischen zoonotischen Erreger. Sein Reservoir lag zunächst in Afrika. HIV ist in der Lage, das Immunsystem stark zu supprimieren. Die Konsequenz daraus ist, dass ein zweiter Erreger, beispielsweise der Tuberkuloseerreger *Mycobacterium tuberculosis* oder der pathogene Pilz *Pneumocystis jirovecii*, einen HIV-positiven Patienten infizieren kann. Solche Mischinfektionen mit anderen pathogenen Mikroorganismen, insbesondere mit Bakterien oder pathogenen Pilzen, treten immer häufiger auf.

Oftmals verbreiten sich Infektionserreger durch Transportzellen, sogenannte Vektoren. Das gilt unter anderem für Stechmücken.

Der Erreger der Malaria, *Plasmodium falciparum*, wird beispielsweise über Stechmücken *(Anopheles)* weiterverbreitet. Auch eine Reihe von Flaviviren werden über Stechmücken der Gattung *Aedes* übertragen. Zu diesen Erregern zählen das Zikavirus, das West-Nil-Virus, das Gelbfieber-Virus, das Dengue-Virus sowie eine Reihe von weiteren Viren, die in Tabelle 2 dargestellt sind.

Aber auch Bakterien können durch Zwischenwirte verbreitet werden. Ein Beispiel ist das Pestbakterium *Yersinia pestis*, das den Rattenfloh *Xenopsylla cheopis* als Vektor nutzt. Darüber

Erkrankung	Erreger	Überträger/Reservoir
Fleckfieber	*Rickettsia prowazekii*	Laus/Mensch
Pest	*Yersinia pestis*	Rattenfloh/Ratte
Malaria	*Plasmodium falciparum*	*Anopheles*-Mücke/Mensch
Frühsommer-Meningo-enzephalitis	FSME-Virus	Zecke/Mensch
West-Nil-Fieber	West-Nil-Virus	Mücken/Vögel
Zika-Fieber	Zikavirus	Mücken/Affen
Dengue-Fieber	Dengue-Virus	*Aedes*-Mücken/Primaten, Mensch

Tab. 2: Durch Vektoren übertragene Infektionskrankheiten

hinaus kommen Schildzecken als Überträger von Infektionen vor, beispielsweise die der Gattung *Ixodida*. Diese können Borrelien übertragen, die in Einzelfällen als Verursacher der Frühsommer-Meningoenzephalitis (FSME) gelten. Aber auch der Erreger der klassischen Borreliose bedient sich dieses Zwischenwirtes. Dasselbe gilt für Milben, die beispielsweise das Tsutsugamushi-Fieber verursachen. Das durch Läuse übertragene Fleckfieber gehört ebenfalls in diese Gruppe von Erregern. Alle diese unterschiedlichen Erregertypen werden deshalb auch als zoonose spezifische Organismen bezeichnet. Die hier dargestellten Erreger stellen nur Beispiele dar und zeigen auf, wie wichtig die Analyse und letztlich Bekämpfung von vektorvermittelten Infektionserregern ist.

Hier sind in den letzten Jahren neue Trends zu beobachten, beispielsweise bei der Bekämpfung des Zikavirus. Durch Zikaviren befallene Babys können an einer Mikrozephalie leiden, sie haben also Missbildungen, vor allem im Kopfbereich. In verschiedenen Laboratorien wird weltweit daran gearbeitet, die hier erwähnten Zwischenwirte mithilfe unterschiedlicher Methoden zu vernichten.

Ein wichtiges Verfahren in diesem Zusammenhang ist das sogenannte Gene Drive, eine beschleunigte Ausbreitung von Genen, die sich gegen Zwischenwirte richtet. Mit der Methode lassen sich gentechnisch erzeugte Eigenschaften schnell in einer Population verbreiten. Sie wird insbesondere im Kampf gegen die Ausbreitung von Infektionskrankheiten wie Malaria oder Dengue-Fieber erforscht, die von Mücken übertragen werden. Das Ziel ist zum Beispiel, eine Resistenz gegen den Malariaerreger oder eine verminderte Fruchtbarkeit in der Mückenpopulation zu verbreiten und damit eine Ausbreitung der Infektionen einzudämmen. Gene Drive wird durchaus positiv gesehen, da es das Potenzial besitzt, Insektenpopulationen stark zu vermindern oder sogar auszurotten (siehe Abb. 11).

Bei einem Gene Drive werden die Mendelschen Regeln der Vererbung umgangen. Normalerweise breiten sich Mutationen nur langsam vertikal in einer Population aus. Die Veränderung liegt im doppelten Chromosomensatz zunächst nur auf einem der beiden Chromosomen vor, und das mutierte Gen wird so auch nur an die Hälfte der Nachkommen vererbt. Bei einem Gene Drive wird die Veränderung mittels der Genschere CRISPR-Cas in beide Kopien eines Gens (auf beiden Chromosomen) eingebracht und an alle Nachkommen weitergegeben. Hier sind jedoch neben Sicherheitsaspekten auch ökologische und ethische Fragestellungen zu beachten, beispielsweise ist nicht klar, ob die neuen, gentechnisch veränderten Vektoren die natürlichen Vektorpopulationen völlig verdrängen können. Das ist eine biologische, aber auch eine ethische Fragestellung, die im Vorfeld diskutiert werden muss, beispielsweise wie weit dieser Verdrängungsvorgang getrieben werden kann.

Neben der Ausbreitung über Wirte und Zwischenwirte können sich Infektionserreger auch in der Umwelt vermehren. Vor allem Wasserreservoirs spielen hier eine wichtige Rolle. Ein Beispiel dafür sind die weltweit verbreiteten Tollwutviren.

Besonders ist in diesem Kontext die Rolle der Cholerabakterien als Pandemieerreger hervorzuheben. Die Cholera ist eine bakterielle Infektionskrankheit, die durch das Bakterium *Vibrio cholerae* verursacht wird. Die Bakterien siedeln sich im Darmmilieu an und produzieren das sogenannte Cholera-Toxin. Cholera ist eine extrem aggressive Krankheit, die schwere akute wässrige Diarrhöe verursachen kann. Sie befällt sowohl Kinder als auch Erwachsene und kann unbehandelt innerhalb von Stunden tödlich verlaufen. Die meisten Menschen, die mit

4. Zoonotische Erreger – One Health, Global Health

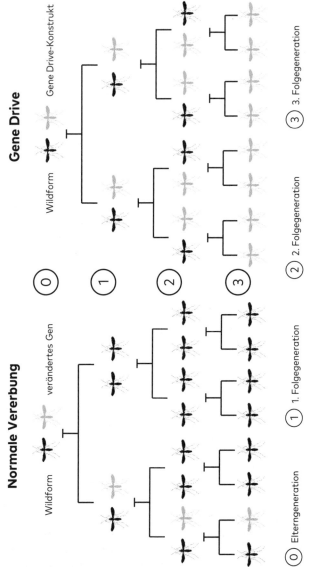

Abb. 11: Gene Drive

V. cholerae infiziert sind, entwickeln allerdings keine Symptome, obwohl die Bakterien noch ein bis zehn Tage nach der Infektion in ihren Fäkalien vorhanden sind und wieder in die Umwelt ausgeschieden werden, wodurch andere Menschen infiziert werden können. Die Übertragung der Cholera steht somit in engem Zusammenhang mit dem unzureichenden Zugang zu sauberem Wasser und sanitären Einrichtungen. Typische Risikogebiete sind Elendsviertel am Stadtrand und Lager für Binnenvertriebene oder Flüchtlinge, in denen die Mindestanforderungen an sauberes Wasser und sanitäre Einrichtungen nicht erfüllt sind.

Schätzungen zufolge gibt es jährlich etwa 1,3 bis 4 Millionen Cholera-Fälle und davon 21 000 bis 143 000 Todesfälle. Es existieren zahlreiche Serogruppen von *V. cholerae*, aber nur zwei – O1 und O139 – verursachen Ausbrüche beim Menschen. *V. cholerae* O1 ist für alle Ausbrüche der letzten Zeit verantwortlich. *V. cholerae* O139 – erstmals 1992 in Bangladesch identifiziert – verursachte in der Vergangenheit Ausbrüche, wurde aber in letzter Zeit nur sehr selten identifiziert. Außerhalb Asiens wurde es nie nachgewiesen.

Die Cholera ist derzeit in über fünfzig Ländern endemisch und verursacht auch große Epidemien und Pandemien. Im 19. Jahrhundert verbreitete sie sich von ihrem ursprünglichen Reservoir im Ganges-Delta in Indien über die ganze Welt. Sechs nachfolgende Pandemien töteten Millionen von Menschen auf allen Kontinenten. Die aktuelle siebte Pandemie begann 1961 in Südasien, erreichte 1971 Afrika und 1991 Nord- und Südamerika. 2010 wurden durch ein Erdbeben auf Haiti große Teile der Infrastruktur zerstört; infolgedessen kam es zum Ausbruch der Cholera, in dessen Verlauf sich fast 800 000 Haitianer infiziert haben und 9000 Menschen starben. Der letzte Fall wurde im Januar 2019 identifiziert. Mittlerweile geht man davon aus, dass nepalesische UN-Soldaten das Bakterium ins Land brachten. Im September 2016 gab es einen weiteren Cholera-Ausbruch im Jemen, der in zwei Wellen verlief und mehr als 1,7 Millionen Verdachtsfälle sowie über 3400 Todesfälle aufwies.

Neben *Vibrio cholerae* werden weitere Mikroben als «Umweltpathogene» bezeichnet. Dazu zählen der Erreger der Legionärskrankheit *Legionella pneumophila*. Legionellen sind in der Lage, in Wasserbiotopen und in Amöben zu überleben. Sie können dort ihre Anzahl an infektiösen Partikeln stark steigern, die Legionellosen werden daher auch als «disease of human progress» bezeichnet.

Legionellen können beim Menschen relativ schwere Pneumonien auslösen. Sie überleben intrazellulär in Amöben, die ihrerseits Kapseln ausbilden, welche umweltresistent sind. Es gibt erste Untersuchungen, die nahelegen, dass solche intrazellulär in Amöben vorkommenden Legionellen mithilfe des Jetstreams große Entfernungen zurücklegen können.

Ein weiterer Erreger, der pandemische Züge annehmen kann und der ebenfalls im Wasser vorkommt, ist der Salmonellose-Erreger *Salmonella Typhi*. Salmonella-Infektionen sind weltweit von Bedeutung. Sie können zu einer allgemeinen Infektion führen, die mit dem Tod des Erkrankten enden kann. Diese Salmonellen werden auch als *Salmonella-Typhimurium*-Bakterien bezeichnet. Ferner kann der Typhuserreger *Salmonella Typhi* in der menschlichen Galle überleben und als Dauerausscheider von Mensch zu Mensch übertragen werden. Wasser und kontaminierte Nahrungsmittel sind hier zuallererst als Infektionsquelle zu nennen.

Neben den typhösen *Salmonella-Typhi*-Stämmen können *Salmonella-Typhimurium*-Varianten schwere Durchfälle hervorrufen. Hier gilt: «Salmonellen isst und trinkt man.» Sie sind weltweit als Verursacher von Darminfektionen bekannt. Auch andere Erreger aus der Gruppe der Enterobakterien können Darm-Pathogene beinhalten. Das trifft vor allem auf die enterohämorrhagischen *Escherichia coli (EHEC)* zu, die im Jahr 2011 in Deutschland eine kleine, aber doch von großem Medienecho begleitete Epidemie auslösten (Abb. 12). Diese als EHEC-Bakterien bezeichneten Krankheitserreger verursachen bei schweren Verläufen das sogenannte hämolytisch-urämische Syndrom (HUS), indem sie Giftstoffe (Shigatoxin) produzieren, die vor allem die Niere angreifen. Bei dem Ausbruch im Mai und Juni des Jahres 2011 gab es mehr als 4000 Erkrankungen, davon

4. Zoonotische Erreger – One Health, Global Health

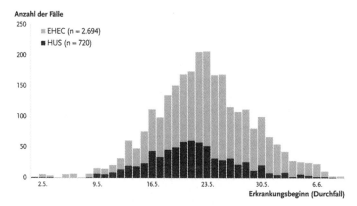

Abb. 12: EHEC-Ausbruch 2011 in Deutschland, Anzahl der gemeldeten Fälle, Quelle: Robert Koch-Institut

855 bestätigte HUS-Fälle sowie 53 Todesfälle. Die Epidemiekurve (Abb. 12) zeigt die Verteilung der Krankheitsfälle über die Zeit. Der Verlauf einer Epidemie ist unter anderem abhängig von der Empfänglichkeit der Population gegenüber dem Erreger, der Übertragungsintensität des Erregers und beteiligten Übertragungsfaktoren sowie im zeitlichen Verlauf von den eingeleiteten Gegenmaßnahmen.

Weitere Erreger, die in der Umwelt häufig vorkommen und auch in Deutschland Bedeutung haben, sind die Borrelien. *Borrelia burgdorferi* ist in der Lage, die *lyme disease* (Lyme-Borreliose) zu induzieren. Darüber hinaus können die Erreger die Frühsommer-Meningoenzephalitis (FSME) auslösen, die zu schweren Infektionen des Gehirns führen kann. Ein weiteres in Deutschland beheimatetes Umweltpathogen stellt der bereits erwähnte Fuchsbandwurm dar, der zunehmend häufiger als Auslöser einer klassischen Zoonose auftritt.

Eine Reihe von Erregern, die ursprünglich in Südeuropa beziehungsweise in Afrika beheimatet sind, wandern infolge des Klimawandels mehr und mehr nach Norden. Das ist bei Mücken wie beispielsweise *Aedes albopictus* (Asiatische Tigermücke) der Fall. Auch hier werden Infektionserreger durch die

Vektoren transportiert. Die ansteigenden Durchschnittstemperaturen führen zunehmend dazu, dass Mücken als Transfermittel auftreten. Das gilt für die schon erwähnten Bakterien genauso wie für Viren; zu nennen sind hier das Dengue-Virus, das Chikungunya-Virus und die Gelbfieberviren. Ausbrüche ereigneten sich im Jahre 2017 in Italien und Frankreich, wobei hier vor allem Dengue- und Chikungunya-Viren beteiligt waren.

Pandemische Erreger ändern ihre Eigenschaften in relativ kurzen Abständen. Das gilt für SARS-CoV-2 sowie die anderen erst kürzlich beschriebenen Erreger wie bestimmte Varianten der Influenza-, Ebola- oder Marburgviren.

One Health – Public Health – Global Health

Seit dem Mittelalter, vor allem aber seit dem 20. Jahrhundert ist die zunehmende Mobilität immer größerer Teile der Bevölkerung für die Ausbreitung von Infektionserregern von großer Bedeutung. Dies ist in den letzten Wochen und Monaten wieder zu beobachten gewesen: Auch das neue Coronavirus verbreitete sich zunächst entlang der großen Flugrouten und ist dabei sehr schnell rund um den Erdball gewandert.

Ähnlich verhielt es sich schon mit der Pest im Mittelalter, die allerdings fünf Jahre, und nicht nur wenige Tage, benötigte, um die Strecke vom Mittelmeer nach Schweden zurückzulegen. Die Geschwindigkeit des «schnellen Reiters» hat sich also dramatisch erhöht. All das zeigt uns, dass wir es bei den neuen Pandemien mit länderübergreifenden Entwicklungen zu tun haben. Auch deshalb werden diese Erreger die «heimlichen Herrscher» genannt.

Beim Kampf gegen Pandemien spielt der One-Health-Ansatz eine herausragende Rolle (Abb. 13). «One Health» meint, dass es nur eine Gesundheit geben kann, die sowohl die Humanmedizin, die Veterinärmedizin als auch die Umweltwissenschaften umfasst. Mindestens 60 Prozent aller Infektionserreger können Tiere *und* Menschen infizieren. Hier *eine* Plattform zu schaffen, ist von großer Bedeutung.

Die One-Health-Strategie kann jedoch nur dann Erfolge ver-

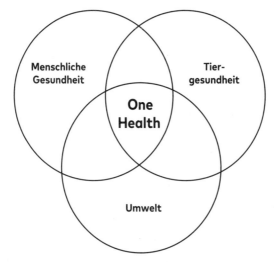

Abb. 13: One-Health-Konzept: Zusammenspiel von menschlicher Gesundheit, Tiergesundheit und Umwelt

zeichnen, wenn sie international vernetzt ist. Deshalb ist es zu begrüßen, dass in Deutschland, aber auch in anderen Ländern der Public-Health-Gedanke und damit die Orientierung der öffentlichen Gesundheitsfürsorge an größeren Ausbruchsgeschehen zunehmend an Bedeutung gewinnt.

Die Nationale Akademie der Wissenschaften Leopoldina hat zu dieser Problematik eine Stellungnahme publiziert, die die Bedeutung und das Zusammenspiel von «One Health» und «Public Health» beleuchtet. In diesem Kontext ist es wichtig, darauf hinzuweisen, dass die Bundesrepublik Deutschland eine nationale Global-Health-Initiative auf den Weg gebracht hat. In der Stellungnahme «Public Health in Deutschland» der Nationalen Akademie der Wissenschaften Leopoldina heißt es:

«Jedoch sind weitere Anstrengungen [...] zu den Auswirkungen des Klimawandels erforderlich, welche Interaktionen zwischen verschiedenen Variablen ermöglichen, beispielsweise zwischen der Ausbreitung von Krankheiten, Landwirtschaft, Ernährung und anderen Umweltveränderungen. Angesichts der unvermeidlichen Unsicherheiten in der Simulation wäre es wertvoll, bereits vorhandene Daten (zum Beispiel zur Verbreitung von Infektionen bei Mensch und Tier) retrospektiv für die Verifizierung von Modellen zu nutzen, indem ihre Vorhersagen mit den tatsächlich beobachteten Veränderungen verglichen werden.»

Gerade was den Zusammenhang von Global Health, One Health und Public Health angeht, kommt der Weltgesundheitsorganisation (World Health Organization, WHO) wachsende Bedeutung zu. Wir sprechen in diesem Zusammenhang mit Blick auf die internationale Vernetzung auch vom Global-Health-Ansatz.

Liegt das Hauptaugenmerk auf den Umweltwissenschaften, wobei Wasser, Wetterphänomene, Luftverschmutzung, aber auch der Transport von Nahrungsmitteln zusammenspielen, dann sprechen wir auch von «Planetary Health». Planetary Health meint, dass die gesamten Sektoren, die hier zusammenkommen, im Kontext der Gesundheitsproblematik diskutiert werden müssen, mit der Konsequenz, dass neue Formen der Forschungsförderung und der Zusammenarbeit in den Blick genommen werden.

Bedeutung und Dilemma der Antibiotika

Die Eindämmung von Pandemien verlangt, dass die Entwicklung von Medikamenten vorangetrieben wird. Das ist der Fall bei antimikrobiellen Medikamenten, beispielsweise den gegen pathogene Bakterien wirkenden Antibiotika. Diese rufen jedoch oftmals Resistenzen auf den Plan, welche die Wirksamkeit der Medikamente zunichtemachen können. Aber nicht nur Bakterien bilden Resistenzen aus, auch Viren können resistent gegen entsprechende Medikamente werden, etwa gegen Virostatika mit ihren gegen das HI-Virus gerichteten Proteaseinhibitoren. In gleicher Weise sind die gegen die Gelbsucht Hepatitis C (HCV) gerichteten Medikamente von der Resistenzproblematik betroffen.

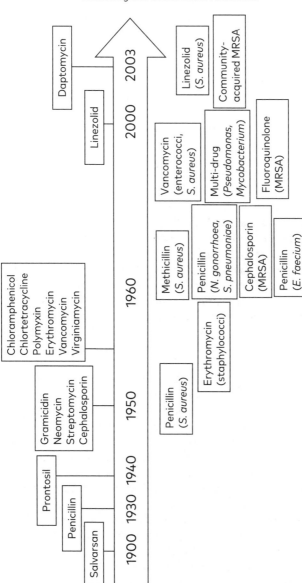

Abb. 14: Zeitlicher Verlauf der Entdeckung von antibiotischen Substanzen (obere Leiste) und die Entwicklung von Resistenzen (untere Leiste). Alexander Fleming erkannte, dass die Mikroben dazu in der Lage sind, Resistenzen gegen neue Antibiotika zu entwickeln.

Der Beginn der Antibiotika-Ära (Abb. 14) ist mit dem Namen Paul Ehrlich (1854–1915) verbunden. Er war der Erste, der antimikrobielle Chemotherapeutika verwendete, beispielsweise Salvarsan, das gegen die Syphilis, einen Erreger von Geschlechtskrankheiten, eingesetzt wurde. Gerhard Domagk (1895–1964) entwickelte dann als Erster synthetische Antibiotika, etwa die Sulfonamide. Mit dem Namen von Alexander Fleming (1881–1955) ist die Entwicklung des Penicillins verbunden. Dieses Antibiotikum ist nach wie vor in Gebrauch. Verschiedene Weiterentwicklungen haben dazu geführt, dass die Penicilline trotz der Resistenzproblematik immer noch eine Schlüsselrolle bei der Bekämpfung von bakteriellen Infektionen spielen, auch von solchen mit pandemischen Ausmaßen.

Es sind unterschiedliche Wirkmechanismen, die von erfolgreich eingeführten Antibiotika adressiert werden (Abb. 15). Als Zielmolekül *(target)* dient dabei die Zellwand von Mikroben, beispielsweise von Bakterien, aber auch die Protein- und die Nukleinsäurebiosynthese sind in diesem Zusammenhang anzuführen ebenso wie die Zytoplasmamembran und der Metabolismus.

Bei der Ausbildung von Resistenzen kommen zwei Mechanismen zum Tragen; sie prägen die AMR (Antimicrobial Resistance) aus. Das *target* verändert sich durch spontane Mutationen, sodass neue Zielmoleküle von den Medikamenten angesteuert werden müssen. Daneben ist es der Gentransfer, der die Entwicklung von Resistenzen vorantreibt. Dabei können Resistenzgene auf Bakteriophagen, vor allem aber auf Plasmiden lokalisiert sein. Die Plasmide werden dann, auch über Artgrenzen hinweg, transferiert.

Neben den Plasmiden gehören Transposons zur Grundausstattung von Mikroben, insbesondere von Bakterien. Diese Transposons werden auch als «springende Gene» bezeichnet. Sie sind in der Lage, Plasmide zu verändern und damit eine Kettenreaktion auszulösen, die weitere Resistenzen hervorrufen kann. In der Folge können die Keime multiresistent werden, das heißt, sie sind gegen mehrere Antibiotika unempfindlich. Das stellt die behandelnden Ärzte vor große Probleme. Dies gilt in besonderer Weise für nosokomiale, also im Krankenhaus erwor-

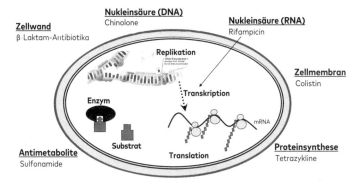

Abb. 15: Wirkmechanismen von Antibiotika

bene Infektionen, da die Zahl der noch wirksamen Reserveantibiotika immer weiter zurückgeht.

Doch nicht nur in der Humanmedizin, sondern ebenso in der Veterinärmedizin treten resistente Keime auf. Erschwerend kommt hinzu, dass Antibiotika in einigen Ländern als Leistungsförderer, das heißt als Mittel, das das Wachstum der Tiere beschleunigt, eingesetzt werden, womit der Verbreitung von Resistenzen Vorschub geleistet wird.

Ein Beispiel für die rasante internationale Ausbreitung von Antibiotikaresistenzen sind die neuen sogenannten Neu-Delhi-Metallo-β-Lactamasen. Diese auch als NDM bezeichneten Mechanismen wurden 2008 bei gramnegativen Bakterien gefunden und sind heute weltweit anzutreffen.

Inzwischen hat die internationale Verbreitung von Antibiotikaresistenzen selbst pandemische Ausmaße erreicht. Voraussetzung für ihre Bekämpfung wäre ein weltweit wesentlich zurückhaltenderer und zielgerichteterer Einsatz von Antibiotika in der Human- wie in der Veterinärmedizin. Auch dies wäre eine erfreuliche Entwicklung, die sich mit dem One-Health-Konzept verknüpfen ließe.

5. Was Pandemien mit dem Anthropozän zu tun haben

«Nachhaltigkeit heute heißt also verantwortliches, vorausschauendes Denken und Handeln mit Blick auf heutige und morgige, lokale und globale Auswirkungen.» *Klaus Töpfer*

Der Mensch ist zum stärksten Treiber geoökologischer Prozesse geworden und hat die Erde in vielen Bereichen verändert. Mit der Entwicklung der Wissenschaft und Technik wurde zunehmend offenbar und nachvollziehbar, in welchem Maße die Menschheit insbesondere seit der industriellen Revolution die Erde verändert hat: Der Anstieg der Kohlendioxid-Konzentration von 280 ppm in der vorindustriellen Zeit auf 410 ppm im Jahr 2019, die weltweite Degradation von landwirtschaftlich nutzbaren Flächen, die Überdüngung vieler Gewässer, der Eintrag von jährlich 6,4 Millionen Tonnen Plastik in die Ozeane (UNEP-Bericht) sind nur einige Beispiele, die das Ausmaß menschlicher Aktivitäten demonstrieren.

Der Nobelpreisträger Paul J. Crutzen schlug daher bei einem internationalen Treffen der Erdsystemforscher im Jahr 2000 vor, das bisherige Erdzeitalter Holozän, das ab dem Ende der letzten Eiszeit datierte, durch ein neues geologisches Zeitalter Anthropozän abzulösen (Crutzen und Stoermer 2000). Das Anthropozän wäre somit das Zeitalter, in dem der Mensch maßgeblich die biologischen, geologischen und atmosphärischen Prozesse beeinflusst hat und so zu einer relevanten geologischen Kraft auf der Erde geworden ist.

Im Zuge des Anthropozäns haben intensive Viehzucht und Landwirtschaft, der internationale Handel mit exotischen Tieren und das zunehmende Eindringen des Menschen in die Lebensräume wildlebender Tiere sowie internationale Verkehrsnetze

5. Was Pandemien mit dem Anthropozän zu tun haben

und die Verstädterung die Schnittstelle Mensch–Tier–Umwelt gestört. Krankheitserreger sind schon immer von Tieren auf Menschen übergegangen, aber das exponentielle Wachstum der menschlichen Bevölkerung und die zunehmenden Eingriffe des Menschen in die Umwelt machen ein Übergreifen wahrscheinlicher und folgenreicher.

Infektionsforscher konnten daher beobachten, dass neu und wieder auftretende Infektionskrankheiten, die zu Epidemien und Pandemien führen, exponentiell steigende Raten aufweisen. In der Demokratischen Republik Kongo kam es seit den 1970er Jahren zu fünfzehn Ausbrüchen des Ebolavirus, davon sind allein sechs in den letzten zehn Jahren aufgetreten. Auch Coronavirus-Infektionen sind immer häufiger anzutreffen: von SARS über MERS bis hin zu COVID-19. Nicht alle zoonotischen Krankheiten werden zu Pandemien, aber die meisten Pandemien werden durch Zoonosen verursacht, und diese sind charakteristisch für das Zeitalter des Anthropozäns. Sie sind auch Folge einer schnellen Globalisierung aller Lebensbereiche.

Die Wissenschaft ist sich einig, dass anthropogene Aktivitäten in einem noch nie dagewesenen Tempo zur Erwärmung des Weltklimas beitragen, was mit Änderungen der Niederschläge, Überschwemmungen, Winde und der Häufigkeit von Extremereignissen einhergeht. Viele Studien haben Zusammenhänge zwischen Infektionskrankheiten und dem Klima nachgewiesen, und es ist sehr wahrscheinlich, dass sich Klimaveränderungen auch in den kommenden Jahrzehnten auf die Übertragung einer Vielzahl von vektorübertragenen Krankheiten auswirken werden. Das Klima beeinflusst den Lebenszyklus von Vektoren, das heißt von Organismen, die Erreger von Wirt zu Wirt übertragen, z. B. Stechmücken. Dadurch kann insbesondere deren Reproduktionsrate erhöht werden. Temperaturerhöhungen können zudem die Inkubationszeit der Erreger sowie den Lebenszyklus verkürzen. Aufgrund einer größeren Vektorpopulation steigt somit auch das Übertragungsrisiko.

In Europa hat der Klimawandel beispielsweise zu einer Verlagerung von Zecken in höhere Lagen und Breitengrade geführt. Hier ist insbesondere die Zeckenart *Ixodes ricinus* zu nennen, die sowohl ein Überträger der Lyme-Borreliose als auch der Frühsommer-Meningoenzephalitis (FSME) ist. Durch den Anstieg der Temperaturen überleben nicht nur mehr Tiere den Winter, sondern es verlängert sich auch der Zeitraum, in dem sie aktiv sind und sich Wirte suchen. Zudem ist es wahrscheinlich, dass sich invasive Arten wie die Hyalomma-Zecke im Zuge des Klimawandels etablieren können. Nach Angaben des Robert Koch-Instituts gibt es in Deutschland seit 2007 regelmäßig Nachweise dieser Art, die unter anderem das Krim-Kongo-Fieber sowie Zecken-Fleckfieber übertragen kann.

Es wird davon ausgegangen, dass der Klimawandel auch ein Faktor für die Ausbreitung anderer wichtiger Krankheitsüberträger in Europa war. So vermag *Aedes albopictus* (die Asiatische Tigermücke) Krankheiten wie Zika, Dengue und Chikungunya und die Sandfliegenart *Phlebotomus* etwa Leishmaniose zu übertragen. Darüber hinaus sind stark erhöhte Temperaturen beispielsweise im Sommer 2010 mit einer Epidemie des West-Nil-Fiebers in Südosteuropa in Verbindung gebracht worden.

Aedes albopictus ist eine ursprünglich in den süd- und südostasiatischen Tropen und Subtropen beheimatete Stechmückenart. In den letzten dreißig Jahren konnte sich die Asiatische Tigermücke weltweit verbreiten und ist auch im Mittelmeergebiet heimisch geworden. Eingeschleppt werden die Mücken vor allem über den europaweiten Transport gebrauchter Reifen. Bilden sich in den Hohlräumen der Reifen Wasserpfützen, sind das ideale Bedingungen für die Weibchen, um dort ihre Eier abzulegen. In Norditalien erkrankten im Jahr 2007 zweihundert Menschen am Chikungunya-Fieber. Das Virus war durch einen Reisenden nach Italien gelangt; die mittlerweile in ganz Italien vorkommende Asiatische Tigermücke hatte das Virus dann verbreitet. 2007 wurde *Aedes albopictus* erstmals in Deutschland nachgewiesen, an einer Autobahn-Raststelle bei Weil am Rhein. Inzwischen kommt die Art in Baden-Württemberg, Thüringen, Hessen und Bayern vor.

Der Klimawandel ist nur eine von mehreren Kräften, die den Ausbruch von Pandemien begünstigen können. Andere Triebkräfte sind Veränderungen der Umwelt durch Abholzung und

Urbanisierung; Entwicklungen in der Landwirtschaft und Nahrungsmittelproduktion; Veränderungen in der Art und Weise, wie Menschen leben und sich verhalten, Essen, Reisen und Handel.

«Nicht das Virus erreicht den Menschen, sondern der Mensch erreicht das Virus», formuliert Günther Bachmann in seinem Aufsatz «Corona und die Nachhaltigkeit». Zoonotische Krankheiten nehmen zu. Ein Überblick über die globalen Trends der neu auftretenden Infektionskrankheiten seit 1940 bestätigt dies. Etwa 60 bis 70 Prozent dieser Krankheiten sind zoonotischen Ursprungs, und etwas mehr als 70 Prozent der zoonotischen Infektionen werden durch Erreger verursacht, die von Wildtieren stammen. Einige der Gründe, warum die Häufigkeit der Krankheiten steigt, sind die zunehmend engeren Kontakte zwischen Wildtieren und Menschen, intensivere Landnutzung, die Verstädterung und die sozioökonomische Entwicklung.

Dabei zeigt die Coronavirus-Pandemie, dass die Einhegung der Pandemie nur erfolgreich sein kann, wenn zugleich die anderen globalen Krisen wie Armut, Ungleichheit, Verschlechterung der Ökosysteme etc. systematisch mit bewältigt werden. Die UN-Generalversammlung hat zur Lösung dieser Krisen im Jahr 2015 mit der Agenda 2030 siebzehn Nachhaltigkeitsziele, die sogenannten *Sustainable Development Goals* (SDGs), verabschiedet. Dieser neue internationale Referenzrahmen bildet eine wesentliche Grundlage, um die verschiedenen Auswirkungen der Globalisierung disziplinübergreifend analysieren und steuern zu können. Der Ansatz ist auch das Ergebnis von jahrzehntelangen Lernprozessen und Verhandlungen der internationalen Entwicklungs- und Klimapolitik. Ökonomie, Ökologie und soziale Entwicklung stehen in Wechselwirkung, lassen sich nur gemeinsam und übergreifend verstehen und gestalten.

Dieser Nachhaltigkeitsgedanke wurde bereits vor mehr als 300 Jahren durch den sächsischen Oberberghauptmann Hans Carl von Carlowitz in seiner Abhandlung *Sylvicultura oeconomica* geprägt. Darin ging es vor allem um den hohen Holzbedarf von Bergbau und Verhüttung, weshalb die Bergbaustätten häufig entwaldet waren. Er schlug vor, immer nur so viel Holz zu schlagen, wie durch eine gezielte Aufforstung nachwachsen konnte.

«Nachhaltige Entwicklung ist Entwicklung, die die Bedürfnisse der Gegenwart befriedigt, ohne zu riskieren, dass zukünftige Generationen ihre eigenen Bedürfnisse nicht befriedigen können.» Diese Definition des Nachhaltigkeitsbegriffs wurde von der damaligen norwegischen Ministerpräsidentin Gro Harlem Brundtland geprägt. Sie übernahm im Jahr 1983 den Vorsitz der World Commission on Environment and Development (WCED, kurz: Brundtland-Kommission) der Vereinten Nationen. Ihr Auftrag war die Erarbeitung von Handlungsempfehlungen zur Erreichung einer nachhaltigen Entwicklung. 1987 veröffentlichte die Kommission ihren Abschlussbericht «Our Common Future» («Unsere gemeinsame Zukunft»), der erstmals eine allgemein anerkannte Definition des Begriffs «Nachhaltigkeit» lieferte und mit dem die nachhaltige Entwicklung zu einem globalen Leitbild wurde. Die Veröffentlichung legte auch die Grundlage für die Einberufung der Konferenz der Vereinten Nationen über Umwelt und Entwicklung, die im Jahr 1992 in Rio de Janeiro stattfand und das Aktionsprogramm Agenda 21 beschloss.

Heute ist die Nachhaltigkeitsdebatte aktueller denn je. Die massiven Eingriffe des Menschen in die Natur, die nicht mehr regional begrenzt und nicht leicht wieder rückgängig zu machen sind, haben eine neue Dimension erreicht und sogar ein neues Zeitalter – das oben beschriebene Anthropozän – heraufbeschworen. Nachhaltigkeit ist dabei als eine Leitidee zu verstehen, welche die globale Diskussion um die zukünftige Entwicklung der Menschheit bestimmt. Sowohl die ökologische als auch die soziale und ökonomische Entwicklung müssen sich daran orientieren.

Durch die Auswirkungen der Coronavirus-Pandemie hat sich der bestehende Handlungsdruck in Bezug auf die Erreichung der *Sustainable Development Goals* noch weiter erhöht. Auch die enge Verzahnung der siebzehn globalen Nachhaltigkeitsziele wurde deutlich. Ein gesundes Leben und Wohlergehen (SDG 3) kann zum Beispiel nicht getrennt von Themen wie Bekämpfung der Armut (SDG 1), Beseitigung des Hungers in der Welt (SDG 2) und dem Streben nach Geschlechtergleichheit (SDG 5) betrachtet werden. Die Pandemie zeigt auch, wie wichtig es ist, auf internationaler Ebene gut zusammenzuarbeiten, um die Ziele der Agenda 2030 zu erreichen.

Es wird immer wieder zu Pandemien und Ausbrüchen von eukaryontischen, bakteriellen oder viralen Erregern kommen. Unser Handeln kann jedoch die Schwere und Häufigkeit dieser Ausbrüche maßgeblich beeinflussen.

Damit aus einem einschneidenden Ereignis wie der Coronavirus-Pandemie die richtigen Lehren gezogen werden können, ist ein koordiniertes Vorgehen nötig, das Grenzen überwindet – nicht nur nationalstaatliche Grenzen, sondern auch die Grenzen zwischen Disziplinen und verschiedenen politischen Handlungsfeldern. Darauf hat die Nationale Akademie der Wissenschaften Leopoldina in ihrer dritten Ad-hoc-Stellungnahme zur Coronavirus-Pandemie vom 13. April 2020 ausdrücklich hingewiesen:

«Angesichts der tiefen Spuren, welche die Coronavirus-Krise hinterlassen wird, vor allem aber wegen der mindestens ebenso bedrohlichen Klima- und Biodiversitäts-Krise kann es nicht einfach eine Wiederherstellung des vorherigen Status geben. Nicht zuletzt gilt es, aus den Erfahrungen mit der Coronavirus-Pandemie und ihren Ursachen Lehren für die Zukunft zu ziehen. Die generelle Zunahme der Bevölkerung, Urbanisierung und globale Mobilität, die Vernichtung und Abnahme der Widerstandsfähigkeit von Ökosystemen durch Landnutzungsänderungen und der Klimawandel tragen wesentlich zum Ausbruch von Epidemien und Pandemien bei. Staatliche Maßnahmen, die nach dem Abklingen der Pandemie wirtschaftliche Tätigkeit wieder anstoßen, sollten daher die Kriterien der Nachhaltigkeit in den Vordergrund stellen.»

Das beste Beispiel für eine solche zwischenstaatlich koordinierte gesamtpolitische Reaktion auf die Coronavirus-Pandemie ist der «European Green Deal», der Leitlinien für die Europäische Union (EU) und ihre Mitgliedsstaaten in den kommenden

Jahren vorgibt, um die EU-Wirtschaft für eine nachhaltige Zukunft umzugestalten und insbesondere die ambitionierten Klimaschutzziele der EU für die Jahre 2030 und 2050 zu erreichen. Zu diesem Investitionsplan für ein zukunftsfähiges Europa, der mindestens 1 Billion Euro in den 2020er Jahren umfassen soll, gehören ganz wesentlich die Mobilisierung von Forschung und die Förderung von Innovation für nachhaltiges Wachstum.

Im breiten Spektrum der Handlungsfelder des «European Green Deal» muss die umfassende Anwendung von Biotechnologien in Medizin, Landwirtschaft und Industrie ein zentrales Feld der Innovationsförderung sein. Denn die Biotechnologie ist eine Schlüsseltechnologie des 21. Jahrhunderts, die im Sinne einer biologischen Transformation von Wirtschaft, Wissenschaft und Gesellschaft ein großes Potenzial für nachhaltige Wertschöpfung und für die Resilienz moderner Industriegesellschaften besitzt. Dies zeigt sich in der gegenwärtigen Coronavirus-Pandemie besonders drastisch. Ein endgültiger Sieg im Kampf gegen das Coronavirus wird nur durch die Entwicklung wirksamer Medikamente, vor allem eines Impfstoffs möglich sein. Inzwischen laufen weltweit mehr als 100 klinische Studien zur Entwicklung aktiver Impfstoffe gegen SARS-CoV-2 und andere verwandte Erreger. Mithilfe neuer Technologien und Vorerfahrungen mit Impfstoffprojekten gegen verwandte Viren ist eine enorme Beschleunigung bei der Entwicklung ermöglicht worden.

Von hoher Relevanz für die Zukunft der Impfstoffentwicklung ist es, dass neben klassischen Ansätzen auch neuartige, genombasierte Impfstoffe, bei denen DNA- beziehungsweise mRNA-Moleküle eine zentrale Rolle spielen, getestet werden. Darüber hinaus sind die Adeno- und Pockenviren zu nennen, die ebenfalls die Basis für gentechnisch hergestellte Vakzine bieten könnten. Häufig geht die Impfstoffentwicklung mit der Entwicklung von verbesserten Testverfahren für das Virus bzw. für virusspezifische Antikörper Hand in Hand. Das belegt die zentrale Rolle der Biotechnologie für die Prävention und Bewältigung von Krisen im Gesundheitsbereich – und damit für die Verhinderung volkswirtschaftlich und gesellschaftlich kaum abzufedernder negativer Folgen solcher Krisen.

6. Zur Eingrenzung von Pandemien

«Die logische Antwort auf die Frage, wie man in Zukunft ähnlichen Zuständen (...) vorbeugen könne, ist also sehr leicht und einfach: Bildung mit ihren Töchtern Freiheit und Wohlstand.»
*(Rudolf Virchow,
Bericht über eine Fleckfieber-Epidemie in Oberschlesien 1818)*

Im Zuge der Geschichte der Infektionskrankheiten in den letzten 100 Jahren hat sich gezeigt, dass spezifische Nachweisverfahren die beste Voraussetzung zur Eindämmung von Epidemien und Pandemien darstellen. Zunächst geht es vor allem um den Nachweis der Infektionserreger, dem sich dann eine Eradikation, das heißt eine Unterbrechung der Infektionsketten, anschließt. Mithilfe der neuen Techniken der Molekularbiologie ist es gelungen, den SARS-CoV-2-Erreger relativ schnell zu identifizieren. Auf der Grundlage dieser Nachweise sind dann Infektionserreger in unterschiedlichen Quellen und auf verschiedene Weise analysiert worden.

Zum Nachweis der SARS-CoV-2-Erreger werden zwei Ansätze verwendet, ein Antigentest sowie ein Test auf der Grundlage der Polymerase-Kettenreaktion (PCR). Der Antigentest ist sehr schnell zu vollziehen, allerdings ist er nicht hundertprozentig genau. Zur Vermeidung falsch-positiver Ergebnisse bedarf ein positives Testergebnis einer Nachtestung mittels PCR. Ein negativer Antigentest schließt eine Infektion insbesondere bei niedriger Viruslast nicht aus. Bei der Polymerase-Kettenreaktion ist etwas mehr Zeit nötig, allerdings ist dieser Test sehr spezifisch und genau. Er wird auf der Basis der Analyse des Erbmaterials durchgeführt.

Das Robert Koch-Institut erfasst wöchentlich die Anzahl der in Deutschland durchgeführten SARS-CoV-2-PCR-Tests. Im Zuge des Coronavirus-Ausbruchs wurden demnach in Deutschland bisher 35 118 592 Labortests auf das Virus erfasst (Stand bis KW 53, 2020), von denen 1 866 295 ein positives Resultat auf das Virus hatten. Das RKI macht darauf aufmerksam, dass die Anzahl der Tests nicht mit der Zahl der getesteten Personen übereinstimmt, da es bei Patienten auch zu Mehrfachtestungen kommt. Die WHO gibt in einer Veröffentlichung vom 12. Mai 2020 an, dass eine Positivquote von 5 Prozent eine ausreichende Testkapazität darstellt, mit der die epidemiologische Lage gut kontrollierbar ist. In KW 51 (14.12.–20.12.2020) wurden in Deutschland 1 612 673 PCR-Tests auf das neue Coronavirus durchgeführt, von denen 185 669 ein positives Ergebnis hatten, was einer Positivquote von 11,5 Prozent entspricht. Zum Vergleich wurden zu Beginn der Pandemie in KW 14 (30.3.–5.4.2020) 408 348 Tests durchgeführt. Davon waren 36 885 positiv (9,03 Prozent).

Das Testen auf das Vorhandensein des Erregers nimmt in der Bekämpfung von Pandemien einen wichtigen Stellenwert ein: Es ermöglicht Aussagen sowohl zur Anzahl als auch zur Verteilung des Erregers in der Bevölkerung und bildet sogleich die Grundlage für die Unterbrechung von Infektionsketten. Seit Ausbruch der Pandemie wurden in Deutschland die Kapazitäten für die PCR-Testung stetig erhöht. Derzeit (Stand: 10.1.2021) können wöchentlich ca. 1,9 Millionen PCR-Tests durchgeführt werden. Im Rahmen der nationalen Teststrategie werden in Deutschland folgende Personengruppen getestet:

1. Symptomatische Personen
2. Asymptomatische Personen
   - Kontaktpersonen
   - bei bestätigter SARS-CoV-2-Infektion in Gemeinschaftseinrichtungen (u. a. Arztpraxen, Schulen, Kitas, Asylbewerberheime)
   - bei bestätigter SARS-CoV-2-Infektion in Krankenhäusern, Rehabilitationseinrichtungen, stationären Pflegeeinrichtungen u. Ä.
   - Personal, Patienten und asymptomatische Besucher in Einrichtungen ohne COVID-19-Fall (Krankenhäuser, Re-

habilitationseinrichtungen, stationäre Pflegeeinrichtungen u. a.)
- Personal in Arztpraxen, Zahnarztpraxen und Praxen anderer medizinischer Heilberufe ohne COVID-19-Fall
- Einreisende nach Deutschland aus dem Ausland, bei Aufenthalt in Risikogebiet

Derzeit wird vermehrt darüber diskutiert, die Teststrategie dahingehend zu ändern, dass verstärkt nach den Treibern der Pandemie gesucht wird. Des Weiteren wird vorgeschlagen, die Testung vermehrt auf Infektiosität statt auf Infektion umzustellen. Dazu müsste aus den vorliegenden Daten eine Toleranzschwelle abgeleitet werden.

Wissenschaftliche Daten zur Ausbreitung von SARS-CoV-2 haben bestätigt, dass Cluster Treiber der Pandemie sind. In seiner Pandemiebekämpfung setzte zum Beispiel Japan auf diese Cluster-Strategie, das heißt, sobald eine infizierte Person entdeckt wurde, hat man deren Kontakte analysiert und beim Auftreten eines Infektionsclusters alle Personen darin als infiziert betrachtet und isoliert. Mit dieser Strategie ließen sich die meisten Cluster in Japan auf Orte mit Menschenansammlungen wie Nachtclubs, Fitnessstudios oder die in Japan populären Karaokeräume zurückverfolgen. Diese gezielte Eindämmung von Clustern, die womöglich wichtiger als das Auffinden von Einzelfällen durch eine breite Testung ist, wird auch in Deutschland intensiv diskutiert.

Zudem wird zunehmend eine Testung auf Infektiosität statt auf Infektion gefordert. Die Information dafür liefern die zum jetzigen Zeitpunkt verwendeten PCR-Tests in Form der Viruslast. Der PCR-Test amplifiziert die genetische Substanz des Virus in Zyklen; je weniger Zyklen erforderlich sind, desto größer ist die Virusmenge bzw. die Viruslast in der Probe. Bei einer hohen Viruslast schlägt der Test schon nach 10 bis 15 Zyklen (Ct-Wert) an. Sind jedoch mehr als 30 Runden erforderlich, ist die infizierte Person mit hoher Wahrscheinlichkeit nicht mehr ansteckend.

Das RKI gibt an, dass sich aus Proben von Menschen mit

einem Ct-Wert oberhalb von 30 in Laborversuchen kein Virus mehr vermehren lässt. Am 29. August 2020 hat die *New York Times* berichtet, dass Testdaten aus Nevada, Massachusetts und New York nahelegen, dass bis zu 90 Prozent der PCR-Tests so hohe Ct-Werte zeigten, dass die Patienten kaum noch Viren hatten. Eine Lösung bestünde darin, den Ct-Wert anzupassen, der im Moment für die Entscheidung herangezogen wird, ob ein Patient infiziert ist. Aktuell wird ein Testergebnis als negativ eingestuft, wenn nach 37 bis 40 Vermehrungszyklen kein Virus nachgewiesen werden kann.

Viele Arbeitsgruppen verbinden momentan Arbeiten zum SARS-CoV-2-Erreger mit neuen Techniken der künstlichen Intelligenz. Hier ist beispielsweise die Corona-Warn-App zu nennen, mit deren Hilfe Infektionen nachverfolgt werden könnten. Das gilt insbesondere im Kontext der neuen Nachweismethoden. Hier spielen Fragen der Datensicherheit der Informationen eine Rolle, insgesamt handelt es sich jedoch um einen vielversprechenden Ansatz, der weiterverfolgt werden sollte.

Wie bereits erwähnt, haben sich Impfstoffe als die verlässlichste Strategie zur Eindämmung von Infektionskrankheiten herauskristallisiert. Dies wird besonders deutlich durch den großen Erfolg der Eradikation des Pockenvirus und der kürzlich erfolgten Ausrottung von Polio auf dem afrikanischen Kontinent. Was das neue Coronavirus angeht, so sind weltweit momentan sieben Impfstoffe auf dem Markt, zwei davon in der EU (Stand 10.1.2021). Für die Impfstoffproduktion ist es unter anderem nötig, Biomoleküle in großer Menge zu produzieren, um diese dann als Basis der Impfstoffe zu verwenden.

Neuerdings werden bei diesem Ansatz DNA- und RNA-Moleküle verwendet. Im Moment sind etwa 240 weitere Impfstoff-Kandidaten im Test (Stand 10.1.2021).

Darüber hinaus gibt es Befunde zu unterschiedlichen Infektionserregern, bei denen Antikörper von Personen, welche eine Infektion erfolgreich durchgemacht haben, isoliert und weiterentwickelt wurden. Inwieweit es sich hier um eine Strategie handelt, die eine größere Bedeutung gewinnen könnte, ist noch nicht klar, jedoch gibt es im Augenblick eine Reihe von Institu-

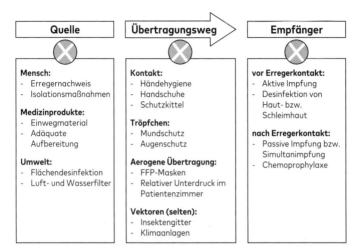

Abb. 16: Strategien zur Vermeidung von Bakterien- und Virusinfektionen (nach Suerbaum et al. 2012)

ten und Arbeitsgruppen, die sich mit diesem Ansatz beschäftigen.

Neben Impfungen gehören Hygienemaßnahmen zu den wirksamsten präventiven Methoden, um Infektionskrankheiten zu verhindern (Abb. 16). In der Coronavirus-Pandemie ist die Anwendung der AHA+L+A-Formel zu einem wichtigen Instrument geworden, um die Ausbreitung des SARS-CoV-2 einzudämmen. Dies bedeutet Abstand halten, Hygiene beachten, Alltagsmasken tragen sowie regelmäßiges Lüften und die Corona-Warn-App nutzen.

Therapeutika spielen selbstverständlich eine große Rolle bei der Eindämmung von Erregern. In den letzten Jahren hat es sich als hilfreich herausgestellt, auf Medikamente zurückzugreifen, die bereits zugelassen sind und die für bestimmte Indikationen auch verwendet werden. Solche Medikamente können dann weiterentwickelt werden und möglicherweise eine Bedeutung für die Entwicklung von Therapien gegen bestimmte Erreger erlangen. Dies gilt auch für COVID-19. So ist das zur Behandlung von Ebola verwendete Medikament Remdesivir eventuell auch auf SARS-Erreger anwendbar. Es handelt sich um ein Breitspektrum-Antivirusmittel, das ursprünglich für die Behandlung des Ebolavirus entwickelt wurde. Das Mittel verhindert die virale RNA-Synthese durch Hemmung der viralen RNA-abhängigen RNA-Polymerase. In Bezug auf das Ebolavirus bestätigte eine Studie aus dem Jahr 2016 die Wirksamkeit von Remdesivir zur Unterdrückung der Virusreplikation sowohl in vitro als auch in vivo (bei Rhesusaffen).

Die einzige randomisierte kontrollierte Studie, die 2019 veröffentlicht wurde, zeigte jedoch keinen signifikanten Vorteil von Remdesivir für die Behandlung der Ebolavirus-Infektion im Vergleich zu anderen Behandlungen. In jüngster Zeit hat eine Reihe von Faktoren zu einem Interesse an Remdesivir für die Behandlung von SARS-CoV-2 geführt. So wurde zum einen die In-vitro-Aktivität gegen das Coronavirus bestätigt; zum anderen verfügt Remdesivir über ein etabliertes Dosierungs- und Sicherheitsprofil. Am 22. Oktober 2020 hat die Arzneimittelbehörde in den USA – FDA – Remdesivir offiziell zur Behandlung von COVID-19-Patienten zugelassen. Im Mai hatte das Mittel bereits eine Ausnahmegenehmigung erhalten. Auch die EU und andere Staaten haben für die Behandlung von COVID-19 Remdesivir bereits bedingte Marktzulassung erteilt. US-Studien haben gezeigt, dass die Behandlung mit Remdesivir vor allem zu einer verkürzten Genesungszeit führt; eine Verringerung der Sterblichkeitsrate durch das Medikament wurde laut WHO-Angaben jedoch nicht nachgewiesen.

Für die Entwicklung eines Impfstoffes spielen bestimmte Strukturen der Virusoberfläche eine Rolle. Diese Strukturen interagieren mit Zellkomponenten der Wirtszelle. Dabei kann es sich beispielsweise um den sogenannten ACE2-Rezeptor handeln, an den sich Viren heften können, um dann in Zellen von Patienten einzudringen. Dieser Rezeptor scheint von großer Bedeutung zu sein. Man wird sehen, inwieweit dieser als Basis für die Entwicklung von Medikamenten dienen könnte.

In diesem Zusammenhang ist noch eine weitere Frage zu diskutieren: Ist es möglich, eine Herdenimmunität gegen bestimmte Keime, so vielleicht auch gegen die SARS-CoV-2-Erreger, aufzubauen? Von Herdenimmunität spricht man immer dann, wenn 60 bis 70 Prozent einer Wirtspopulation immun gegen einen Erreger geworden sind. Dabei hat man nicht nur die aktuelle Infektion im Blick, sondern auch die Frage nach einer länger anhaltenden Immunität. Impfungen haben einerseits das Ziel, einen Individualschutz zu gewährleisten. Darüber hinaus können sie die Voraussetzung für eine Herdenimmunität oder auch einen Gemeinschaftsschutz bilden. Es gibt eine Reihe von Beispielen, bei denen es gelungen ist, eine Immunität in einer Population herzustellen, etwa im Falle der Pockenviren, der Polioviren oder auch der Masernviren. Gegen Pocken und Polio hat sich in der menschlichen Population ein Schutzmechanismus ausgebildet.

Interessant ist in diesem Zusammenhang ein Blick nach Schweden. Das dort unter Führung eines «Chef-Epidemiologen» erprobte «schwedische Modell» setzt auf eine höhere Eigenverantwortung als andere Länder in Europa. Dennoch ist gerade in Schweden die Anzahl der Neuansteckungen relativ hoch, sodass von einer voll ausgebildeten Herdenimmunität auch hier nicht gesprochen werden kann. Zudem sind die Todeszahlen im Vergleich zu anderen Ländern stark erhöht. Es ist daher ein mittel- bis langfristiges Forschungsziel, die Frage zu beantworten, wie lange ein Impfschutz bei entweder geimpften SARS-CoV-2-Patienten oder bei Personen mit einer durchgemachten Infektion zu beobachten ist.

7. Digitalisierung im Kampf gegen Pandemien

> «Die Digitalisierung ersetzt den Menschen nicht,
> sie erweitert vielmehr seine Möglichkeiten.»
> *Peter Bartels*

Pandemien wirken sich auf viele Bereiche des Lebens aus. Das betrifft soziale Kontakte, Arbeitsprozesse und Prozesse der Informationsvermittlung, die nun verstärkt über das Internet stattfinden. Damit gewinnt die Digitalisierung noch mehr an Bedeutung, als sie ohnehin schon für unsere Gesellschaft, die Wirtschaft und für unser Zusammenleben hat. Die wachsende Digitalisierung des gesellschaftlichen Lebens verändert auch die Anforderungen an eine moderne Gesundheitsvorsorge im Kontext der Pandemiebewältigung. Dabei hat die digitale Transformation des Gesundheitssystems das Potenzial, die Patientenversorgung nachhaltig zu verbessern sowie die im Gesundheitswesen Beschäftigten zu entlasten.

Aktuelle Beispiele sind telemedizinische Sprechstunden, bei denen der Patient nicht mehr in jedem Fall einen Arzt aufsuchen muss, sondern diesen per Video konsultieren kann. Dies schützt vor Infektionen und gewährleistet einen Kontakt, selbst wenn der Patient nicht in der Lage ist, in die Praxis zu kommen, dafür lange Distanzen zurücklegen müsste oder der Gesundheitsschutz es gebietet, zu Hause zu bleiben. Eine sektorübergreifende elektronische Patientenakte könnte zum Beispiel zielgenauer und schneller Menschen mit erhöhtem Risiko für die Infektion erkennen oder herausfinden, welche Personen mit welchen Vorerkrankungen eventuell besonders gefährdet sind.

Künstliche Intelligenz (KI) ist ein wichtiger Baustein der digitalen Transformation. Sie beschäftigt sich als ein Teilgebiet der Informatik mit der Simulation menschlicher Intelligenz durch

Maschinen, insbesondere Computersystemen. Der Begriff «künstliche Intelligenz» wurde durch den US-amerikanischen Informatiker John McCarthy geprägt. Er verwendete ihn als Titel einer im Jahr 1956 am Dartmouth College in den USA stattfindenden Konferenz, auf der Programme vorgestellt wurden, die Schach und Dame spielten, Theoreme bewiesen und Texte interpretierten.

Als Gründungsvater der künstlichen Intelligenz wird häufig Marvin Minsky genannt, der im Jahr 1966 konstatierte: «Artificial Intelligence is the science of making machines do things that would require intelligence if done by men.» («Künstliche Intelligenz ist die Wissenschaft des Baus von Maschinen, die über Fähigkeiten verfügen, die Intelligenz voraussetzten, wenn Menschen sie ausüben würden.») Heutzutage basiert künstliche Intelligenz auf der Nutzung und Verarbeitung von immensen Datenmengen, sogenannten Big Data. Seit einiger Zeit nutzt die künstliche Intelligenz auch neuronale Netzwerke und selbstlernende Systeme in Form von maschinellem Lernen. Sie hat sich damit zu einem bedeutenden Instrument im Kampf gegen Pandemien entwickelt und ist beispielsweise in der Lage, die Ausbreitung eines Erregers vorherzusagen.

Das kanadische Unternehmen BlueDot analysiert zum Beispiel Daten aus Gesundheitsorganisationen, digitalen Medien, Informationen zum Flugverkehr, Berichten zur Tiergesundheit sowie demographische Daten. Diese Quellen werden mittels Natural Language Processing (NLP) und maschinellem Lernen gefiltert und die dadurch erhaltenen Daten von Epidemiologen, Ärzten und weiteren Wissenschaftlern geprüft und bewertet.

BlueDot gelang es so, bereits am 31. Dezember 2019 erste Hinweise auf einen möglichen Ausbruch einer Epidemie in Wuhan zu identifizieren, neun Tage, bevor die WHO ihre erste Warnung veröffentlichte. Zusätzlich identifizierte das Start-up-Unternehmen Bangkok, Hongkong, Tokio, Taipeh, Phuket, Seoul und Singapur als diejenigen Städte, in welche die meisten Passagiere von Wuhan aus geflogen waren. Tatsächlich befanden sich die Städte auch unter den ersten Orten, die von COVID-19-Fällen betroffen waren.

Anders als BlueDot bezieht die Plattform HealthMap, ein von der Harvard Medical School und dem Boston Children's Hospital unterstütztes Projekt, auch Daten aus sozialen Netzwerken in ihre Datenanalyse ein. Alle verwendeten Daten stammen dabei ausschließlich aus öffentlich zugänglichen Quellen wie Regierungsberichten oder Nachrichtenmedien. HealthMap wird von einer Vielzahl von Organisationen, darunter der WHO und dem Europäischen Zentrum für die Prävention und Kontrolle von Krankheiten (ECDC), genutzt und dient sowohl als Früherkennungssystem als auch zur Unterstützung der Gefahreneinschätzung eines Ausbruchs. Erfolge erzielte das System während der Schweinegrippe-Pandemie (H1N1, 2009/10) und während der Ebola-Epidemie in Westafrika (2014–2016).

Das Unterbrechen der Infektionsketten ist ein zentrales Ziel bei der Bekämpfung jeder Pandemie. Im Zuge der Coronavirus-Pandemie haben viele Länder, darunter Deutschland, Österreich, China, Israel, Polen, Singapur und Südkorea, Systeme zur Rückverfolgung von Kontakten eingerichtet, um mögliche Infektionswege zu ermitteln. Mit diesem Ziel entwickelte auch die multinationale Initiative PEPP-PT (Pan-European Privacy-Preserving Proximity Tracing) unter der Leitung des Heinrich-Hertz-Instituts eine Corona-Warn-App. Diese prüft mittels Bluetooth-Technik, ob andere Nutzer mit einem Abstand von unter zwei Metern in der Nähe sind, und informiert den Nutzer bei Kontakt mit einer infizierten Person. Die App wird vom Robert Koch-Institut für die deutsche Bundesregierung herausgegeben und wurde bisher bereits ca. 25 Millionen Mal heruntergeladen (Stand 10.1.2021). Sie kann die zentrale Arbeit der Gesundheitsämter unterstützen. Es werden so auch Begegnungen mit unbekannten Personen im öffentlichen Raum erfasst und schneller identifiziert.

Der Einsatz von künstlicher Intelligenz kann helfen, Risikogruppen zu identifizieren und entsprechend zu schützen. Mithilfe von maschinellem Lernen haben DeCaprio et al. einen ersten «Vulnerability Index» für COVID-19 entwickelt. Zudem wurde eine Studie veröffentlicht, die zeigt, dass mithilfe des maschinellen Lernens die Wahrscheinlichkeit, dass ein Patient das

Atemnotsyndrom Acute Respiratory Distress Syndrome (ARDS) entwickelt, anhand seiner anfänglichen Symptome vorhergesagt werden kann, sodass rechtzeitig Gegenmaßnahmen ergriffen werden können.

Algorithmen können auch bei der Diagnostik von Infektionskrankheiten helfen. Im Zuge der Coronavirus-Pandemie wurde in China ein Algorithmus entwickelt, der anhand von Computertomographie-Aufnahmen der Lunge sehen kann, ob ein Patient an COVID-19 erkrankt ist. Je mehr Vergleichsbilder dem Algorithmus vorgelegt werden, desto besser kann er erkennen, was eine infizierte Lunge ausmacht. Das KI-System lernt aus den Bildern bestimmte optische Details, die COVID-19 von einer Lungenentzündung infolge zum Beispiel eines grippalen Infekts abgrenzen.

Ein weiterer Vorteil liegt in der Schnelligkeit des Algorithmus, der für die Diagnose gerade einmal zwanzig Sekunden benötigt. Dies hilft, die Bildgebungsabteilungen in Gesundheitseinrichtungen während eines Ausbruchs zu entlasten. Für den routinemäßigen Einsatz im klinischen Alltag fehlt allerdings noch die Robustheit der KI, da diese bisher nicht mit allen gängigen Bildaufnahmeverfahren kompatibel ist.

Künstliche Intelligenz ist ferner ein wichtiges Hilfsmittel, wenn es darum geht, Medikamente und Impfstoffe gegen einen neuen Erreger zu entwickeln. Dazu wird beispielsweise erforscht, welche Moleküle am wahrscheinlichsten mit den Proteinen eines Erregers reagieren. Diese Prüfungen von dreidimensionalen, beweglichen Molekülen sind mit herkömmlichen Methoden der Molekularbiologie sehr zeitaufwendig. Mithilfe von Deep Learning konnte dieser Prozess beschleunigt werden, indem dreidimensionale Strukturen auf vereinfachte zweidimensionale Modelle abgebildet werden.

Gegenwärtig untersucht das Alphabet-Tochterunternehmen DeepMind mithilfe von Deep Learning die Proteinstruktur des neuen Coronavirus, SARS-CoV-2. Die Firma DeepMind stellt das AlphaFold-System zur Verfügung, mit dem sie Proteinstrukturen aufzeigt, die möglicherweise mit SARS-CoV-2 in Verbindung gebracht werden können, um Medikamente zu entwerfen.

Des Weiteren durchsucht das britische Start-up-Unternehmen BenevolentAI Datensätze von bestehenden Medikamenten, um darin Wirkstoffe zu finden, die eventuell gegen SARS-CoV-2 wirken.

Dieses sogenannte Drug Repurposing ist im Zusammenhang mit der Entwicklung von Medikamenten gegen Malaria oder rheumatische Arthritis bekannt geworden. Bei dem Versuch, niedermolekulare Inhibitoren des Ebolavirus zu identifizieren, entdeckten Forscher, dass mittels künstlicher Intelligenz und maschinellem Lernen der Auswertungsprozess wesentlich schneller durchgeführt werden konnte. Durch diesen beschleunigten Prozess konnten sehr rasch drei potenziell wirksame Medikamente identifiziert werden.

Das Auffinden und Klassifizieren von Epitopen, das heißt einer molekularen Struktur eines Antigens, das eine spezifische Immunantwort auslösen kann, ist essenziell, um zu entscheiden, auf welchen Teil eines Moleküls bei der Entwicklung von Impfstoffen abgezielt werden muss. Die Suche nach dem richtigen Epitop kann ein sehr zeitaufwendiger und kostenintensiver Prozess sein. Bei einer neuartigen Pandemie wie COVID-19 beschleunigt die schnellere Lokalisierung der Epitope den Prozess der Entwicklung wirksamer Impfstoffe. Dabei kommen vor allem Support Vector Machines (SVM) und Deep Learning zum Einsatz.

Mithilfe von Natural Language Processing (NLP) lässt sich eine Vielzahl von wissenschaftlichen Artikeln durchforsten und exzerpieren. Aus ihnen werden automatisch biomedizinische Ontologien, das heißt Informationssysteme, erstellt. Eine solche Ontologie konnte bereits auf COVID-19 angewandt werden.

Das US-amerikanische Allen Institute for Artificial Intelligence hat mit SciFact ein Werkzeug entwickelt, in dessen Suchfeld man eine wissenschaftliche Aussage eingeben kann. Als Antwort erhält man eine Reihe von Fachaufsätzen und gleichzeitig die Angabe, ob diese die Aussage unterstützen oder ihr widersprechen. Das KI-System ist so konzipiert, dass es Wissenschaftlern helfen soll, relevante Ergebnisse in der Forschungsliteratur zu identifizieren sowie eigene Hypothesen oder Aussagen von

Kollegen mit der bestehenden Literatur zu vergleichen, womit der wissenschaftliche Diskurs beschleunigt wird.

Das sind nur einige von zahlreichen Beispielen, die zeigen, dass der Einsatz von KI einen wesentlichen Beitrag zur Vorhersage und Eindämmung von Pandemien leisten kann.

8. Pandemieforschung und «Dual Use»

«Wissen ist Macht und sollte Verantwortung bedeuten. Dass uns die wissenschaftliche Erkenntnis zugleich mit der sittlichen Größe ausstattet, die wir brauchen, um diese Verantwortung zu tragen, das ist eine Hoffnung.» *Carl Friedrich von Weizsäcker*

Forschung ist eine wesentliche Grundlage für den Fortschritt. Voraussetzung hierfür ist die Freiheit der Forschung, die durch Artikel 5, Absatz III des Grundgesetzes in Deutschland besonders geschützt ist. In nahezu allen Wissenschaftsgebieten besteht die Gefahr, dass wichtige und nützliche Forschungsergebnisse zu schädlichen Zwecken missbraucht werden können. Diese sogenannte Dual-Use-Problematik löst immer wieder breite Diskussionen über Nutzen und Risiken einzelner Forschungsvorhaben aus. Das Risiko möglicher missbräuchlicher Verwendung von Forschungsergebnissen gegenüber den Chancen abzuwägen, stellt besondere Anforderungen an die Verantwortung und Selbstkontrolle von Wissenschaftlern. Dies gilt für alle Bereiche der Forschung und schließt auch die Lebenswissenschaften und die Infektions- beziehungsweise Pandemieforschung ein.

Im Laufe des 20. Jahrhunderts gab es große Fortschritte in der Medizin und im öffentlichen Gesundheitswesen, das Wissen um Pandemieerreger und deren Biologie hat enorm zugenommen. Trotzdem kann dieses Wissen bis heute nicht den Ausbruch von Pandemien verhindern. Biologische Forschung im Hinblick auf Pandemien ist unter anderem hinsichtlich der Erregerkontrolle extrem hilfreich, kann aber auch tiefgreifende Risiken mit sich bringen. Der Ausbruch der Coronavirus-Pandemie erinnert uns daran, dass wir für biologische «Bedrohungen» anfällig sind und dass die Erforschung von Krankheitserregern essenziell für deren Bekämpfung ist. Jedoch birgt diese Art von Forschung auch stets ein Risiko.

In der Pandemieforschung sind hinsichtlich Dual Use verschiedene Szenarien denkbar. Ein großer Nutzen könnte zum Beispiel die Heilung einer hochvirulenten Infektionskrankheit oder eines potenziell pandemischen Krankheitserregers, etwa der Vogelgrippe, sein. Ein potenzieller Schaden wäre die Schaffung und mögliche Freisetzung eines solchen Pandemieerregers.

Während Forschungen also auf der einen Seite das Potenzial haben, Krankheiten auszurotten und das menschliche Wohlergehen zu verbessern, können sie andererseits auch neue Risiken und mögliche Bedrohungen für die Gesellschaft darstellen, wenn das Wissen unangemessen genutzt wird. Angesichts der Gefährlichkeit pandemieauslösender Erreger und der vielen Todesopfer, die sie fordern, stellt sich natürlich die Frage, ob man mit solchen Erregern überhaupt arbeiten sollte und ob nicht die Gefahr besteht, dass diese versehentlich oder mutwillig freigesetzt werden. Die Antwort lautet, dass man auch an diesen Erregern forschen muss, um die Grundlagenforschung voranzubringen und neue Impfstoffe, Diagnostika und Medikamente entwickeln zu können.

Es muss aber einen zweiten Teil der Antwort geben. Er lautet Risikobegrenzung, und zwar möglichst global einheitlich. Die Arbeit mit hochpathogenen Mikroorganismen ist auf Biosicherheitslabors (Biosafety Level, BSL) beschränkt. Auf der Basis der krankmachenden Wirkung der verschiedenen Erreger sind die Biosicherheitslabors in vier Kategorien eingeteilt. Hinzu kommen auch tierpathogene Mikroorganismen, die ebenfalls in Sicherheitslabors gehalten werden. Beim Menschen sind es vor allem Mikroben, die das Infektionsrisiko reflektieren, wie Ebola- oder Krim-Kongo-Fieberviren. In der Risikogruppe 3 sind Mikroorganismen versammelt, die eine schwere Krankheit auslösen können, für die allerdings Vorbeugung und Behandlung möglich sind. Bei Organismen der Risikogruppe 4 treten schwere Krankheiten auf – Vorbeugung und Behandlung sind hier nicht möglich. In der Gruppe 4 sind ausschließlich Viren versammelt.

Während es weltweit mittlerweile über zwanzig Hochsicherheitslabors für humanpathogene Erreger gibt, sind drei veterinärmedizinische Einrichtungen bekannt: die Insel Riems in Deutschland, Winnipeg in Kanada sowie Geelong in Australien. Den Risikogruppen korrespondieren vier sogenannte Schutzstufen, wobei die erste Stufe allgemeine Hygienemaßnahmen, während gearbeitet wird, notwendig macht. Bei höheren Schutzstufen ist es nötig, eine Übertragung beispielsweise über die Luft oder das Abwasser auszuschließen. Die BSL-4-Labors kooperieren weltweit, um möglichst viele Erfahrungen austauschen zu können.

Mehrere Vorfälle in der Vergangenheit illustrieren, dass eine gut eingespielte Risikobegrenzung mithilfe von Hochsicherheitslabors notwendig ist, um an hochpathogenen Mikroorganismen zu arbeiten. Zu den Vorfällen, bei denen pathogene Mikroorganismen eine Rolle spielten, gehören die versehentliche Erzeugung der hochvirulenten Mauspocken, die Rekonstruktion des Influenzavirus-Genoms der Spanischen Grippe von 1918 oder die Manipulation des Vogelgrippe-Virus H5N1. Diese Untersuchungen haben die potenziellen Gefahren im Zusammenhang mit wissenschaftlichen Experimenten deutlich gemacht. Die Dual-Use-Problematik soll im folgenden Abschnitt anhand von Beispielen, die einerseits darauf abzielen, die Virulenz von Erregern zu verändern, und andererseits die Synthese von Erregern im Labor betreffen, näher erläutert werden.

In den letzten Jahren wieder stärker in den Fokus der Politik geraten ist die biologische Kriegsführung. Im Zentrum der Debatten stehen dabei Erreger mit pandemischem Potenzial. Dazu gehört das HI–Virus. Es hat eine Rolle gespielt als Mittel der psychologischen Kriegsführung, als in den 1990er Jahren verbreitet wurde, es stamme aus Forschungslaboren der US-amerikanischen Armee in Fort Detrick und wäre von der amerikanischen Regierung entwickelt worden, um Bioterroranschläge vorbereiten zu können. Interessanterweise wird auch im Hinblick auf die Coronavirus-Pandemie die Möglichkeit erörtert, dass das Virus ein Produkt der Biowaffenentwicklung der chinesischen Regierung sein könnte. Auch wenn für diese Behaup-

	Kategorie A (höchste Priorität)	Kategorie B	Kategorie C (niedrigste Priorität)
Bakterien	*Bacillus anthracis* *Francisella tularensis* *Yersinia pestis*	*Burkholderia mallei* *Escherichia coli* (O157:H7, O104:H4) Salmonellen	Rickettsien *Mycobacterium tuberculosis*
Viren	Arenaviren (Lassa-Virus) Dengue-Viren Filoviren (Ebola-, Marburgvirus) Pockenviren	Hepatitis-A-Virus Japanisches Enzephalitis-Virus West-Nil-Virus	Influenzaviren Tollwut-Virus SARS-Coronavirus
Pilze, Protozoen		*Cryptosporidium parvum* *Cyclospora cayetanensis*	*Coccidioides immitis* *Coccidioides posadasii*
Proteine/ Toxine	Clostridium-botulinum-Toxin	Rizin Staphylococcus-Enterotoxin B	Prionen

Tab. 3: Einteilung potenzieller humanpathogener B-Waffen-Agenzien nach Gefahrenpotenzial (CDC/NIH 2011)

tung bisher keine wissenschaftlichen Fakten sprechen, wird sie immer wieder wiederholt.

Biologische Waffen sind weltweit geächtet. Die erste Konvention gegen ihren Einsatz wurde im Jahr 1925 verabschiedet. Im Jahr 1972 wurden Biowaffen generell verboten; es existiert eine Liste mit biologischen Agenzien, die möglicherweise für Biowaffen und Bioterror geeignet sind. Auf dieser Liste finden sich eine Reihe von Erregern, die auch für eine pandemische Bedrohung Bedeutung haben könnten. Zu ihnen zählen *Bacillus anthracis, Yersinia pestis*, Exponenten der Arena-Virusgruppe wie das Lassa-Virus, das Dengue-Virus und auch Ebola- und Marburgviren (Tabelle 3).

Ansonsten spielen als potenzielle Agenzien für Biowaffen vor allem Toxine eine Rolle, beispielsweise das Diphterie-Toxin und das Rizin, ein pflanzenpathogenes Toxin, das auch auf menschliche Zellen wirkt.

Im Jahr 2001 ist es im Kontext der terroristischen Anschläge auf die Twin Towers in New York zum Ausbringen von Anthraxbakterien gekommen, die ebenfalls als Biowaffen verwendet werden können. Diese Anschläge sind bis heute nicht vollständig aufgeklärt worden. Sie zeigen jedoch, wie gefährlich biologische Waffen und Bioterror sein können. Deshalb ist es nötig, auf gesamtstaatlicher und internationaler Ebene Strukturen zu schaffen, um das Ausbringen von Biowaffen zu erschweren und letztlich unmöglich zu machen.

Im Jahr 2001 zeigte ein Experiment australischer Wissenschaftler, dass die Virulenz des Mäusepockenvirus durch den Einbau eines fremden Gens erheblich gesteigert werden kann. Die Studie geht auf ein Programm der australischen Regierung zurück, das an einer viralen Geburtenkontrolle für Mäuse arbeitet, um die jährlichen Mäuseplagen zu reduzieren. Ziel war es, einen Stamm des Mäusepockenvirus zu schaffen, der bei weiblichen Mäusen Sterilität verursacht – also Mäuse in freier Wildbahn durch eine Virusinfektion unfruchtbar zu machen. Die Hausmaus wurde einst durch Seefahrer nach Australien eingeschleppt und richtet vor allem im Südosten des Landes, dem *wheat-sheep-belt*, landwirtschaftliche Schäden in Milliardenhöhe an.

Ronald Jackson von der Commonwealth Scientific and Industrial Research Organisation (CSIRO) und Ian Ramshaw von der Universität in Canberra entwickelten daher eine Impfung, durch die weibliche Tiere angeregt werden, Antikörper gegen die eigenen Eizellen zu produzieren und so unfruchtbar zu werden.

Labortests hatten die Wirksamkeit der Impfung bestätigt. Um die Produktion von Antikörpern zusätzlich anzuregen, fügten die Wissenschaftler ein Gen, welches große Mengen an Interleukin-4 herstellt, in das Mäusepockenvirus ein. Interleukin-4 kommt auch beim Menschen natürlicherweise vor und spielt eine wichtige Rolle bei der Entwicklung sogenannter T-Helferzellen, die eine bedeutende Funktion in der Abwehr von Krankheitserregern haben. Dadurch erhöhten die Forscher jedoch die Virulenz des Virus, und die Immunabwehr der Tiere wurde unterdrückt. Während Mäusepocken normalerweise nur schwache Symptome bei den Nagern hervorrufen, starben alle Tiere, die mit dem neuen Virus infiziert wurden, innerhalb von neun

Tagen. Selbst bei Mäusen, die zuvor zusätzlich einen Impfstoff gegen Mäusepocken erhalten hatten, lag die Sterberate bei 50 Prozent.

Mit der Veröffentlichung der Ergebnisse stieg die Befürchtung, dass auf diese Weise auch humanpathogene Viren veränderbar seien; dies löste heftige Debatten aus. Jackson und Ramshaw wollten mit der Publikation ihrer Ergebnisse jedoch sicherstellen, dass die Öffentlichkeit über die Möglichkeiten und Konsequenzen dieser Technologie informiert wird – auch um möglichem Missbrauch vorzubeugen.

Vor dieser Studie hatten Forscher nur die Erfahrung gemacht, dass gentechnische Veränderungen Viren weniger virulent machen. Man ging davon aus, dass eine Gefahr lediglich dann besteht, wenn der gentechnisch veränderte Organismus bereits ein hohes pathogenes Potenzial besitzt bzw. das eingebaute Gen eine schädliche Wirkung verursacht. Die Studie von Jackson und Ramshaw hat dies widerlegt und brachte so eine Reihe von Bedenken hervor, die zehn Jahre später durch die Experimente am H5N1-Virus (Vogelgrippe) wieder aufgegriffen wurden.

Im Jahr 2011 erregten zwei Publikationen über die Schaffung rekombinanter Stämme des hochpathogenen Vogelgrippe-Virus H5N1, die über die Atemwege von Frettchen übertragbar waren, die Aufmerksamkeit der Öffentlichkeit.

Ursprünglich nahm man an, dass die H5N1-Grippe nur Vögel befällt. 1997 wurden die ersten Infektionsfälle bei Menschen in Hongkong nachgewiesen, wobei sechs Menschen starben und zwölf weitere erkrankten. In diesen Fällen gab es keine Hinweise auf eine Übertragung von Mensch zu Mensch. Erste Verdachtsfälle einer Mensch-zu-Mensch-Übertragung wurden im Jahr 2004 aus Vietnam gemeldet, seither gab es Fälle unter anderem in China, Thailand, Indonesien, Kambodscha und Ägypten. Darüber hinaus wurden aus zahlreichen Ländern, darunter Bulgarien, Griechenland, Italien, Deutschland, Frankreich und der Schweiz, infizierte Vögel gemeldet.

Man geht deshalb davon aus, dass sich H5N1-Virusmaterial in Wildvögeln, Geflügel und gelegentlich auch beim Menschen auf der ganzen Welt verbreitet hat. Auch wenn es bis heute keine Hinweise auf eine anhaltende Übertragung von Mensch zu Mensch gibt, macht die außergewöhnlich hohe Sterblichkeitsrate der Krankheit die Aussicht auf eine H5N1-Grippe-Pandemie besonders beängstigend. Von 2003 bis Juli 2020 meldete die Weltgesundheitsorganisation 861 Fälle, von denen 455, also etwa die Hälfte, tödlich verliefen. Selbst optimistische Schätzungen der tatsächlichen Letalität, also des Verhältnisses der Verstorbenen zur Gesamtzahl der Infizierten in einem bestimmten Zeitraum, gehen von 14 bis 33 Prozent aus. Zum Vergleich lag die Sterblichkeitsrate der Spanischen Grippe von 1918 bei 5 bis 10 Prozent.

Bisher ist nicht geklärt, warum ein bestimmtes Virus eine Pandemie auslöst und was auf genetischer Ebene passiert, wenn sich ein Virus von einem reinen Vogelgrippe-Stamm zu einem für den Menschen infektiösen Stamm entwickelt. Im September 2011 teilte der Virologe Ron Fouchier vom Erasmus Medical Center in den Niederlanden auf einer Konferenz der Europäischen Wissenschaftlichen Arbeitsgruppe für Influenza in Malta Forschungsergebnisse mit, die beschrieben, wie er und seine Kollegen das Vogelgrippe-Virus so verändert hatten, dass es zwischen Frettchen, dem bevorzugten Tiermodell für die Untersuchung der Grippe, ansteckend war. Frettchen, die auf dem Luftweg mit dem rekombinanten H5N1 infiziert wurden, zeigten Lethargie, Appetitlosigkeit und ein zerzaustes Fell, verstarben jedoch nicht an der Infektion. Sequenzanalysen zeigten, dass lediglich fünf Mutationen notwendig waren, um ein Virus zu schaffen, das zwischen Frettchen und vermutlich auch von Mensch zu Mensch übertragbar ist.

Ebenfalls 2011 reichte Yoshihiro Kawaoka von der University of Wisconsin-Madison ein Manuskript zur Veröffentlichung ein, das ähnliche Resultate wie die Fouchier-Gruppe präsentierte. Das Team um Kawaoka veränderte das Hämagglutinin-Protein H5. Der Aufbau des Proteins bestimmt, an welche Wirtszellen das Virus binden kann. Kawaoka führte Mutationen in die Sequenz dieses Proteins ein. Anschließend verschmolzen die Forscher die Sequenz mit dem H1N1-Virus, dem Erreger der Schweinegrippe, der von Mensch zu Mensch übertragbar ist. Vier Mutationen führten zu Übertragbarkeit in Frettchen. Infizierte Frettchen zeigten eine Gewichtsabnahme von weniger als 10 Prozent und Läsionen in der Lunge, verstarben jedoch nicht an der Infektion.

Das National Science Advisory Board for Biosecurity (NSABB) in den USA überprüfte die H5N1-Manuskripte im Oktober 2011 und empfahl den Autoren und Herausgebern der Zeitschriften, die Artikel zu ändern. Methodologische Informationen, die eine Replikation der Experimente durch Wissenschaftler ermöglichen würden, die versuchen könnten, auf diese Weise Schaden anzurichten, sollten entfernt werden. Daraufhin kündigten Ron Fouchier, Yoshihiro Kawaoka und siebenunddreißig weitere Influenza-Experten eine freiwillige sechzigtägige Aussetzung der Experimente mit den im Labor erzeugten Stämmen und jeglicher Forschung an, die die Erzeugung zusätzlicher übertragbarer Stämme beinhaltet. Die Weltgesundheitsorganisation berief vom 16. bis 17. Februar 2012 eine von Influenza-Wissenschaftlern dominierte Sitzung ein, die für Journalisten und die Öffentlichkeit nicht zugänglich war. Die Gruppe kam zu dem Schluss, dass die Artikel in ihrer Gesamtheit veröffentlicht werden sollten, ohne die technischen Einzelheiten zu redigieren. Diese Entscheidung wurde einvernehmlich getroffen. Am Ende stimmte auch das NSABB einer vollständigen Veröffentlichung zu, und das Kawaoka-Paper wurde in *Nature* und das Fouchier-Werk in *Science* veröffentlicht.

Wie bereits erwähnt, gelang es im Jahr 2002 Wissenschaftlern der State University of New York Stony Brook, das Poliovirus erfolgreich aus seiner Basissequenz zu synthetisieren. Dies war das erste Mal, dass ein Virus künstlich hergestellt wurde, was als wissenschaftlicher Durchbruch der synthetischen Biologie galt. Die Untersuchungen haben direkten Bezug zur Dual-Use-Problematik, da neue synthetische Viren auch missbräuchlich eingesetzt werden könnten.

Im Permafrostboden eingefrorene Leichen, in Bleisärgen konservierte Körper und in Paraffin gegossene Gewebeproben lieferten Forschern spärliches Material von der Gensequenz des Grippevirus, das 1918 die Spanische Grippe auslöste. Es dauerte mehrere Jahre, bis sich aus diesen Fragmenten die acht Gene des tödlichen Virus zusammensetzen ließen. 2005 gelang es Wissenschaftlern um Jeffery Taubenberger, das Genom des Spanische-Grippe-Virus zu veröffentlichen. Die Publikation wurde von *Science* als einer der «Breakthroughs of the year» bezeichnet und von *The Lancet* zum «2005 Paper of the year» gewählt.

2007 veröffentlichten Darwyn Kobasa et al. die Synthese des Virus und die Testung der Virulenz an Makaken. Die Forscher übertrugen den synthetisch hergestellten Virusstamm auf sieben Javaneraffen der Art *Macaca fascicularis*. Drei Kontrolltiere erhielten einen verwandten H1N1-Stamm, der beim Menschen nur leichte Infektionen verursacht. Die Versuchstiere zeigten ähnliche Symptome wie die bei der Spanischen Grippe beschriebenen. Das Virus löste eine gesteigerte Entzündungsreaktion aus und führte zu einer Überreaktion des Immunsystems, die wiederum die Zerstörung von Lungen und Bronchien zur Folge hatte.

Die Untersuchungen von Kobasa lieferten somit Beweise dafür, dass die Grippe-Pandemie 1918 aufgrund einer Überreaktion des Immunsystems so fatale Folgen hatte. Die Forscher hoffen, diese Ergebnisse gegen drohende Grippe-Epidemien einsetzen zu können und mit einer Kombination aus antiviralen Medikamenten eine überschießende Reaktion des Immunsystems zu verhindern.

Kanadische Forscher gaben 2016 bekannt, dass sie erfolgreich das Pferdepockenvirus-Genom synthetisiert hatten. Dabei handelt es sich um ein ausgestorbenes Pockenvirus, das jedoch Homologie mit dem humanen Pockenvirus aufweist. Die Studie mit dem Titel «Construction of an infectious horsepox virus vaccine from chemically synthesized DNA fragments» erschien 2018 in *PLOS One* und erregte Aufsehen, weil sie Schritt für Schritt beschreibt, wie Evans und sein Team das Pferdepockenvirus (HPX) unter Verwendung synthetisierter DNA-Fragmente auf der Grundlage von HPX- und Vacciniavirus-Genomen neu erschaffen haben. Das Virus wurde dann verwendet, um einen neuartigen Impfstoff gegen Vacciniaviren zu entwickeln, der an

Mäusen getestet wurde. Ziel der Forschung sei es, rekombinante Viren zu verstehen und neue Impfstoffe zu entwickeln.

Eines der größten Anliegen der Infektionsforscher ist es, die Gefährlichkeit eines Erregers aus dem genetischen Code voraussagen und somit neue Pandemieausbrüche besser verstehen, eindämmen oder ihnen vorbeugen zu können. Dazu werden auch immer Experimente mit Dual-Use-Potenzial notwendig sein, um beispielsweise die Verbindung zwischen Mutationen und biologischen Eigenschaften eines Erregers zu zeigen. Auch heute noch dient die Veränderung der Infektiosität eines Erregers dazu, experimentelle Modelle für Impfstoffe und Therapien zu entwickeln.

In Deutschland haben die Deutsche Forschungsgemeinschaft und die Nationale Akademie der Wissenschaften Leopoldina im Rahmen der wissenschaftlichen Selbstregulierung Empfehlungen und einen Verhaltenskodex zum Umgang mit sicherheitsrelevanter Forschung verabschiedet. Diese Empfehlungen «erlauben jedoch im Rahmen des Umgangs mit sogenannten Dual-Use-Risiken ausdrücklich eine Abwägung von Risiko und Nutzen und stellen die Durchführung wissenschaftlicher Arbeiten letztlich in das verantwortliche Ermessen des Wissenschaftlers».

9. Wissenschaftskommunikation in der Corona-Krise

«Wissenschaft ist keine Wahrsagebox, in die man eine Münze reinwirft, und unten kommt die Antwort raus. Sondern sie ist ein sehr komplexes Gebilde, aus der sich mit der Zeit einige Ergebnisse herausarbeiten lassen, die dann auch nutzbar sind.»
Annette Leßmöllmann

Während einer Pandemie ist der Bedarf an qualitativ hochwertiger Wissenschaftskommunikation größer denn je. Das hat sich anhand der HI-Virus-Pandemie genauso gezeigt wie bei der sich 2009/10 ausbreitenden sogenannten Schweinegrippe-Pandemie. Gute oder schlechte Kommunikation kann den Unterschied ausmachen, wie die Menschen die Krise und ihre Folgen wahrnehmen und sich demzufolge verhalten. Sie kann dementsprechend Einfluss auf die Ausbreitungsgeschwindigkeit einer Pandemie haben.

In Deutschland gibt es, wie in vielen anderen Ländern, eine gewisse Anzahl von Leuten, die gegen soziale Distanzierung und Lockdown kämpfen und argumentieren, dass COVID-19 ein Schwindel sei. Aber es gab auch prominente Wissenschaftler, die regelmäßig und offen mit der Öffentlichkeit kommunizierten. Auf Seiten der Wissenschaft hat zum Beispiel der Virologe Christian Drosten mit seinem Podcast «Das Coronavirus-Update» seit der Anfangszeit der Coronavirus-Pandemie Millionen von Anhängern gefunden. Im Podcast teilt er komplexe Ideen auf zugängliche Art und Weise mit der Öffentlichkeit und setzt sich mit ihr über unterschiedliche Aspekte des Virus auseinander, die oftmals nicht leicht verständlich sind. Darüber hinaus haben sowohl die Bundeskanzlerin Angela Merkel als auch der Gesundheitsminister Jens Spahn während der Krise immer wieder die Öffentlichkeit informiert. Zudem gab das Robert Koch-Institut regelmäßige Presse-Briefings.

Der Ausbruch von COVID-19 hat die Art und Weise verändert, wie Wissenschaftler über Gesundheitskrisen kommunizieren. Täglich wird eine Flut von Daten auf Preprint-Servern veröffentlicht, die vor einem Jahrzehnt noch nicht einmal existierten. Wichtig ist jedoch, dass Publikationen aus wissenschaftlichen Zeitschriften nach wie vor in einem Peer-Review-Prozess begutachtet werden.

In einer Veröffentlichung aus dem Jahr 2018 kamen Johansson et al. zu dem Schluss, dass Preprints die Datenverbreitung während der Zika-Epidemie 2015/16 und des westafrikanischen Ebola-Ausbruchs von 2014 bis 2016 beschleunigt haben. Die meisten Preprints erschienen mehr als 100 Tage vor der Veröffentlichung einer Publikation in einer wissenschaftlichen Zeitschrift. Insgesamt wurden jedoch weniger als 5 Prozent der Zeitschriftenartikel über die beiden Epidemien zuerst als Preprint veröffentlicht.

Die Coronavirus-Pandemie hat dieser Form der Wissensverbreitung und des Austauschs zu weiterem Durchbruch verholfen. Wissenschaftler tauschen mehr Informationen mithilfe von Preprints aus als bei allen früheren Ausbrüchen. Auch die Zahl der veröffentlichten Arbeiten ist riesig. Mit Stand vom 10. Januar 2021 wurden 12 179 Artikel zum neuen Coronavirus auf den beiden Preprint-Servern medRxiv und BioRxiv veröffentlicht. Dies ist einerseits eine unschätzbare Hilfe für die Forschung, da es Wissenschaftlern auf der ganzen Welt ermöglicht, schnell Zugang zu neuem Wissen zu erhalten, und damit ihre Arbeit beschleunigt. Andererseits erfolgt die «Publikation» in der Regel ohne ein Begutachtungsverfahren durch andere Experten auf diesem Gebiet.

Für Journalisten und die Öffentlichkeit ist es daher notwendig, sich daran zu erinnern, dass der Inhalt von Preprints möglicherweise nicht so zuverlässig ist wie eine Studie, die vor der Veröffentlichung in einer wissenschaftlichen Zeitschrift überprüft wurde. Einige dieser Preprint-Studien wurden wenige Stunden oder Tage nach ihrer Veröffentlichung zurückgezogen. Die Preprint-Server BioRxiv und medRxiv weisen auf ihren Plattformen auf die vorläufige Natur der Informationen in Vorabdrucken hin, und Journalisten werden aufgefordert, in ihre Berichterstattung die Vorbehalte bezüglich der Verwendung von Informationen aufzunehmen.

Die Vorteile dieses schnellen Informationsaustausches überwiegen jedoch bei weitem die Nachteile. Die intensive Kommunikation hat ein außergewöhnlich hohes Maß an Zusammenarbeit unter den Wissenschaftlern hervorgerufen, das in Verbindung mit Erkenntnisfortschritten dazu geführt hat, dass die Forschung schneller vorankommt als bei jedem früheren Ausbruch. Innerhalb weniger Monate ist eine beispiellose Menge an Wissen generiert und kommuniziert worden.

Wissenschaft und Öffentlichkeit

Falsche Informationen – sogenannte Fake News – sind nicht neu. Während sie in der Vergangenheit aber nur eine begrenzte Reichweite hatten, können diese mit den heutigen Instrumenten sehr schnell weltweit verbreitet werden.

Im 19. Jahrhundert gab es den «Great Moon Hoax». Dies war eine Serie von sechs Zeitungsartikeln, die ab dem 25. August 1835 in der *New York Sun* erschienen. Darin beschreibt der Verfasser Dr. Andrew Grant die Erkenntnisse von Sir John Herschel. Der englische Astronom reiste 1834 zum Kap der Guten Hoffnung, um die Sterne der südlichen Hemisphäre zu katalogisieren. Grant beschrieb, dass Herschel Beweise für Lebensformen auf dem Mond gefunden hatte. Darunter befanden sich fantastische Tiere wie Einhörner oder zweibeinige Biber sowie fledermausartige menschliche Wesen. Des Weiteren lieferten die Artikel eine Beschreibung der Geographie des Mondes, die angeblich durch massive Krater, Amethystkristalle sowie eine üppige Vegetation gekennzeichnet war. Die Verkäufe der *New York Sun* erhöhten sich mit der Veröffentlichung des ersten Moon-Hoax-Artikels drastisch.

Später stellte sich heraus, dass der Autor Andrew Grant eine fiktive Gestalt war und die Artikel mit hoher Wahrscheinlichkeit von Richard Adams Locke, einem Reporter der *New York Sun*, stammten. Am 16. September 1835 gab die *New York Sun* zu, dass die Artikel ein Schwindel gewesen waren. Die Leser amüsierten sich im Allgemeinen darüber, der Verkauf der Zeitung soll nicht darunter gelitten haben.

Ein Beispiel dafür, dass ein Mangel an verlässlichen Informationen über Gesundheitsfragen zu einem Anstieg gefährlicher und vermeidbarer Krankheiten führen kann, ist die gefälschte wissenschaftliche Studie von Andrew Wakefield. 1998 veröffentlichten Andrew Wakefield und zwölf Co-Autoren eine Fallserie in der renommierten Zeitschrift *The Lancet*, die darauf hindeutete, dass der Impfstoff gegen Masern, Mumps und Röteln (MMR) Ursache für Entwicklungsstörungen (Autismus) bei Kindern ist. Trotz des kleinen Stichprobenumfangs (n = 12), des nichtstandardisierten Designs und des spekulativen Charakters der Schlussfolgerungen erhielt das Paper breite Publizität, und die MMR-Impfungsraten begannen zu sinken, weil Eltern wegen des Risikos von Autismus nach der Impfung besorgt waren.

Fast unmittelbar nach der Veröffentlichung von Wakefield et al. wurden epidemiologische Studien durchgeführt und veröffentlicht, die den postulierten Zusammenhang zwischen der MMR-Impfung und Autismus widerlegten. Zehn der zwölf Co-Autoren zogen daraufhin die Interpretation der Originaldaten zurück. Ihnen zufolge war kein kausaler Zusammenhang zwischen MMR-Impfstoff und Autismus herzustellen, da die Daten dafür unzureichend waren.

Dies ging einher mit einem Statement von *The Lancet*, dass Wakefield et al. es versäumt hatten, finanzielle Interessen offenzulegen. Andrew Wakefield war zum Beispiel von Anwälten finanziert worden, die von Eltern in Klagen gegen Impfstoff produzierende Unternehmen engagiert worden waren. Im Jahr 2010 zog die Zeitschrift die Veröffentlichung vollständig zurück. Wakefield musste sich wegen standeswidrigen Verhaltens vor der britischen Ärztekammer verantworten, die im Mai 2010 ein lebenslanges Berufsverbot gegen ihn verhängte. Zudem wurde durch journalistische Untersuchungen enthüllt, dass sich Andrew Wakefield und seine Co-Autoren des vorsätzlichen Betrugs schuldig gemacht hatten. Sie hatten Daten ausgewählt, die zu ihrem Fall passten, und zu diesem Zweck auch Fakten gefälscht. Das *British Medical Journal* hat eine Reihe von Artikeln über die Aufdeckung des Betrugs veröffentlicht.

Nichtsdestotrotz sanken nach der Veröffentlichung der Wakefield-Studie und der Berichterstattung darüber in den britischen Medien die Masern-Impfraten in Großbritannien von 92 Prozent im Jahr 1996 auf ein Rekordtief von 79 Prozent im Jahr 2003 (https://publichealthengland.exposure.co/50-years-of-measles-vaccination-in-the-uk). Bis heute sind die Folgen der Veröffentlichung Wakefields zu spüren. Auch in Deutschland liegt beispielsweise die bundesweite Impfquote für die von der Ständigen Impfkommission (STIKO) empfohlene zweite Masernschutzimpfung bei Kindern im Alter von 24 Monaten bei nur 74 Prozent (https://www.rki.de/DE/Content/Infekt/Epid Bull/Merkblaetter/Ratgeber_Masern.html;jsessionid=5732294 BE872131008787C734DDB0F70.internet061#doc2374536 bodyText3). Für eine erfolgreiche Eindämmung der Masern sind jedoch mindestens 95 Prozent nötig. Trotz des Berufsverbots für Andrew Wakefield in Großbritannien und trotz des Rückzugs der Studie hält sich das Gerücht weiterhin hartnäckig, die MMR-Impfung könnte Autismus auslösen.

Im 21. Jahrhundert nahmen die Auswirkungen gefälschter Nachrichten zu, ebenso die Verwendung des Begriffs «Fake News». Über das Internet ist Wissenschaft für jeden direkt zugänglich. Insbesondere Social-Media-Plattformen wie Facebook (gegründet 2004) und Twitter (gegründet 2006) haben die Kommunikationsmedien revolutioniert. In Deutschland nutzen heute täglich 23 Millionen Menschen Facebook, bei Twitter sind es 1,4 Millionen und bei Instagram 9 Millionen. Der Unterschied zu allen vorigen Massenmedien liegt vor allem darin, dass die Kommunikation nicht mehr primär in eine Richtung geht und die Informationen jederzeit für alle Internetnutzer verfügbar sind. Diese neuen Formen des Dialogs und der Kommunikation eröffnen neue Chancen und können gleichzeitig gesellschaftliche Risiken darstellen.

In diesem Kontext ist an den Einfluss zu erinnern, den sogenannte Verschwörungstheorien auf die Meinungsbildung nehmen können. Im Fall der Coronavirus-Pandemie findet sich etwa die Behauptung, das Coronavirus sei in einem Geheimlabor entwickelt und vorsätzlich in Umlauf gebracht worden, etwa um Pharmafirmen Milliardengewinne zu bescheren. Sogar der Name von Bill Gates wird in diesem Zusammenhang genannt. Angeblich soll seine Stiftung ein Institut unterstützen, das ein Patent mit dem Titel «Coronavirus» hält. Fakt ist, sowohl das Patent unter diesem Namen als auch das Institut gibt es wirklich (und es wird auch von der Bill-und-Melinda-Gates-Stiftung unterstützt), aber bei dem Patent aus dem Jahr 2015 geht es um die Entwicklung eines Impfstoffs zur Bekämpfung eines Geflügelvirus, das mit der COVID-19-Pandemie nichts zu tun hat.

Ziel der Wissenschaftler muss es sein, vertrauenswürdige Informationen mit transparenten Bewertungen absehbarer Chancen, Herausforderungen und Risiken wissenschaftlicher Forschung zu verbinden. Dem Medienwissenschaftler Bernhard Pörksen zufolge müsste jeder Wissenschaftler eigentlich eine Art Zweitberuf ausüben: «(…) es reicht nicht mehr aufzuklären, indem man Wissen bereitstellt. Notwendig geworden ist eine Aufklärung zweiter Ordnung, die neben der Vermittlung von Inhalten systematisch auch über die Prozesse ihres Zustandekommens informiert und offensiv für die eigenen Rationalitätskriterien wirbt.» Es gehört daher heute zu den Bestrebungen der Wissenschaftskommunikation, einerseits verlässlich und verständlich den Stand der Forschung zu vermitteln und andererseits die Fragen der Öffentlichkeit nach Relevanz und Verantwortung der Wissenschaft aktiv aufzugreifen.

In Deutschland kam es am 27. Mai 1999 zur Unterzeichnung des sogenannten PUSH-Memorandums (Public Understanding of Science and Humanities). Darin verpflichten sich die großen deutschen Wissenschaftsorganisationen, den Dialog zwischen Wissenschaft und Öffentlichkeit zu fördern. In dem Dokument wurde unter anderem vorgeschlagen:

> «Es wird ein den einzelnen Institutionen angemessenes Anreizsystem entwickelt, das geeignet ist, Belohnungen für diejenigen Wissenschaftlerinnen und Wissenschaftler in Aussicht zu stellen,

die sich aktiv im Dialog mit der Öffentlichkeit engagieren. Das Engagement für diesen Dialog darf dem wissenschaftlichen Ruf nicht abträglich sein, es sollte zu einem zusätzlichen Merkmal wissenschaftlicher Reputation werden.»

Wissenschaftlerinnen und Wissenschaftler werden aufgefordert, ihre Arbeit öffentlich auch in einer für den Nichtspezialisten verständlichen Form darzustellen.

«Die Würdigung von Leistungen im Dialog mit der Öffentlichkeit soll im Rahmen der internen und externen Begutachtung bzw. Evaluation zusätzlich zur Würdigung der wissenschaftlichen Leistung erfolgen. Geeignete Formen der Anerkennung sollen entwickelt werden.»

Das PUSH-Memorandum setzte neue Impulse für die Wissenschaftskommunikation, die bis heute aktuell geblieben sind. Strukturierter Wissenschaftsjournalismus entwickelt sich seither in Deutschland und auch international weiter. Dabei hat sich in Deutschland in den letzten Jahren das Science Media Center Germany (SMC) etabliert. Bei den Veranstaltungen des SMC werden wissenschaftliche und wissenschaftspolitische Geschehnisse zeitnah eingeordnet, Journalistinnen und Journalisten lernen Expertinnen und Experten kennen und können über Datenbanken zu neuen Ergebnissen recherchieren. Auch Interviews werden zeitnah, beispielsweise aus dem Mitgliederbestand der Nationalen Akademie der Wissenschaften Leopoldina, vermittelt.

In unserer globalisierten Welt kommt der Wissenschaft eine große Bedeutung und Verantwortung zu, den gesellschaftlichen Wandel mitzugestalten. Viele der globalen Herausforderungen wie der Klimawandel, die Energiewende, die Bekämpfung von Armut oder von Infektionskrankheiten können ohne die Wissenschaft nicht bewältigt werden. Bereits in der Vergangenheit sind aufgrund wissenschaftlicher Erkenntnisse große Fortschritte erzielt worden. In der Medizin führten die Entdeckung der Antibiotika und die Entwicklung von Impfstoffen zu Durchbrüchen, denn dadurch wurden viele Infektionskrankheiten heilbar. Einst oftmals tödlich verlaufende Infektionskrankheiten wie Diphtherie oder die Pocken konnten eingedämmt beziehungsweise sogar ausgerottet werden.

Die Coronavirus-Pandemie verdeutlicht, wie sehr die Gesellschaft auf wissenschaftliche Expertise angewiesen ist. Seit ihrem Ausbruch nehmen die Menschen viel direkter wahr, wie eng wissenschaftliche Forschung mit ihrem eigenen Leben zusammenhängt. Viele interessieren sich deshalb intensiver für den Forschungsprozess. Damit hat auch die Wissenschaftskommunikation enormen Auftrieb erhalten. Allerdings gibt es gerade im Falle einer Pandemie meist keine einfachen und vor allem keine endgültigen Antworten – oftmals ist die Forschung ja noch im Gange. Diese Unsicherheit stellt auch für die Wissenschaftskommunikation eine große Herausforderung dar.

Deshalb benötigt die Wissenschaft in großem Maße das Vertrauen der Gesellschaft, um auch mit Unsicherheiten und Unklarheiten agieren zu können. In diesem Kontext ist es immer noch sinnvoll, an Karl Poppers Argument zu erinnern, dass zu wissenschaftlichen Ergebnissen ihre Falsifizierbarkeit gehört. Das gilt auch heute, gerade im Hinblick auf die Pandemie und die vielen Unsicherheiten, die sie mit sich bringt.

Seit 2014 ermittelt das Wissenschaftsbarometer von «Wissenschaft im Dialog» jährlich die Einstellungen der Menschen in Deutschland gegenüber Wissenschaft und Forschung. Im Jahr 2019 ergab die Umfrage, dass die deutsche Bevölkerung großes Vertrauen in Wissenschaft und Forschung setzt. 55 Prozent der Befragten meinen, dass politische Entscheidungen wissenschaftsbasiert sein sollten, 46 Prozent vertrauen Wissenschaft und Forschung – nur 27 Prozent hingegen der Wirtschaft und 18 Prozent den Medien.

Im Zuge der Coronavirus-Pandemie erschien erstmals eine Sonderausgabe des Wissenschaftsbarometers: «Corona-Spezial». Dazu erfolgte im April 2020 eine erste Befragung, zu ausgewählten Fragen, eine zweite im Mai 2020. Im Mai gaben 66 Prozent der Befragten an, Wissenschaft und Forschung zu vertrauen, im April hatte der Wert bei 73 Prozent gelegen. Verglichen mit den ursprünglichen Erhebungen (46 Prozent, siehe oben) ist dieser Anteil in der Pandemiezeit immerhin deutlich gestiegen. Im April stimmten 81 Prozent der Aussage zu, dass politische Entscheidungen im Umgang mit der Coronavirus-Pandemie auf wissenschaftlichen Erkenntnissen beruhen sollen. In der Mai-Umfrage sank der Wert auf 73 Prozent. Unabhängig von kleineren Schwankungen bei den Befragungen scheint es sich um einen generellen Trend zu handeln, dass im Zusammenhang mit der Coronavirus-Pandemie Wissenschaft an Bedeutung gewonnen hat – auch und gerade im wissenschaftspolitischen Kontext.

10. Wirtschaft und Gesellschaft in der Pandemie

«Das Virus ist eine demokratische Zumutung und greift die Grundfesten unserer Gesellschaft an. Wir sind in der schwersten wirtschaftlichen Situation in der Geschichte der Bundesrepublik Deutschland, man muss sich das vor Augen führen.»
Angela Merkel

Von der Pest im 14. Jahrhundert bis zum Ausbruch der Spanischen Grippe im Jahr 1918 haben die Auswirkungen und Folgen von Pandemien die Funktionsweise von Gesellschaften verändert. Denn obwohl Pandemien zunächst vor allem die Gesundheitssysteme belasten, beeinflussen sie indirekt auch viele andere Bereiche der Gesellschaft; umgekehrt beeinflussen zahlreiche sozioökonomische Faktoren die Übertragung bestimmter Krankheitserreger (Tabelle 4).

Das Ausmaß, in dem tödliche Ausbrüche von Infektionen den Prozess der Zivilisation beeinflusst haben, wird unter Wissenschaftlern kontrovers diskutiert. Einige vertreten die Meinung, dass Pandemien politische Systeme in großem Maße verändert haben. Andere Forscher argumentieren, dass Pandemien, obwohl sie tödlich sind, relativ geringe politische und wirtschaftliche Folgen haben. Wie auch immer diese Auswirkungen sein mögen, Pandemien und Epidemien haben in der Regel enorme soziale Folgen, im Positiven wie im Negativen.

Beispielsweise förderten verheerende Gelbfieber-Ausbrüche im 19. Jahrhundert die Institution der Sklaverei in New Orleans, während die Krankheit in Haiti Sklaven half, sich von den französischen Kolonisten zu befreien. Infektionskrankheiten können einerseits gesellschaftliche Entwicklungen beschleunigen, manchmal sind sie sogar imstande, Gesellschaften zu verändern. Sie gelten gleichzeitig als «Verstärker» und Katalysator gesellschaftlicher Gegebenheiten, indem sie bestimmte Tenden-

Soziökonomische Faktoren	Krankheitserreger (Beispiele)
Tourismus	SARS-Coronaviren, Dengue-Virus, Plasmodien
Gesundheitssysteme (Antibiotikagabe)	methicillinresistente *S. aureus* (MRSA), vancomyinresistente Enterokokken (VRE), penicillinresistente *S. pneumoniae*, antimycotikaresistente Pilze
Sexualverhalten	HI-Virus *N. gonorrhoe*
Hygiene, Wasser	*V. cholerae, Shigella spp., Entamoeba histolytica*
technische Vektoren	*Legionella*
Änderungen im Zusammenleben Mensch–Tier	Hanta-Virus, Ebolavirus
Klimawandel	Dengue-Virus, Chikungunya-Virus
Vorsorge (Impfungen)	Masern

Tab. 4: Sozioökonomische Faktoren, die die Übertragung bestimmter Erreger begünstigen

zen und Entwicklungen, sowohl positive als auch negative, hervorheben.

Das neuartige Coronavirus SARS-CoV-2 hat bereits großen Einfluss auf den Alltag der Menschen gehabt. Wie die gegenwärtige Pandemie in die Geschichte eingehen wird, muss sich noch zeigen, aber die Experten sind sich weitgehend einig, dass sie nachhaltige Folgen haben wird. Im sozialen Bereich traten – vor allem während des Lockdowns – zahlreiche positive Eigenschaften hervor, die Solidarität etwa in Form von Nachbarschaftshilfe nahm zu. Jedoch kamen auch negative Eigenschaften zum Vorschein. So haben rassistische Anfeindungen gegenüber asiatischen Menschen zugenommen. Sie werden mit dem Ausbruch des Virus in Verbindung gebracht; Donald Trump bezeichnete SARS-CoV-2 etwa als «china virus».

Während einer Pandemie muss der Staat Maßnahmen ergreifen, um die Bevölkerung vor Ansteckung sowie einer Überlastung des Gesundheitssystems zu schützen. Bei der Coronavirus-Pandemie bestanden diese Maßnahmen unter anderem aus partieller Maskenpflicht, Kontaktverboten bzw. Kontaktbeschränkungen, Reiseverboten, geschlossenen Kindergärten, Schulen, Universitäten, Restaurants, Bars, Cafés, kulturellen Einrichtungen etc. (Tabelle 5).

Kontakteinschränkungen, aber auch die notwendigen Quarantänemaßnahmen infizierter Menschen und deren Kontaktpersonen sind mit einem psychischen und körperlichen Gesundheitsrisiko verbunden, bedingt vor allem durch den empfundenen Verlust von Freiheit, die Trennung von Verwandten und Freunden, aber auch durch Bewegungsarmut sowie Unsicherheit über das Infektionsrisiko und den eigenen Erkrankungsstatus. Als besonders schwerwiegend erwies sich dabei das Besuchsverbot in Krankenhäusern, Alten- und Pflegeheimen, das über Monate hinweg teilweise den Kontakt zu kranken, pflegebedürftigen oder sterbenden Angehörigen verhinderte. Ferner stellte die Tatsache, dass Kitas und Schulen geschlossen waren, Familien und insbesondere Alleinerziehende vor große Herausforderungen, da sie oftmals Home-Schooling und Home-Office in Einklang bringen mussten.

Kinder und Jugendliche waren in ihren Bildungsmöglichkeiten stark eingeschränkt, daher empfahl die Leopoldina in ihrer fünften Ad-hoc-Stellungnahme vom 5. August 2020, das Bildungssystem krisenresistent zu gestalten und entsprechende Anpassungen vorzunehmen, damit auch unter Pandemiebedingungen das Recht auf Bildung von Kindern und Jugendlichen wahrgenommen werden kann.

Weltweit kam es im Zuge der aktuellen Coronavirus-Pandemie zu Schulschließungen. Laut UNESCO waren davon zeitweise über 1,5 Mrd. Schüler betroffen. In Deutschland wurden am 16. März sowie wiederum am 16. Dezember 2020 Kindergärten und Schulen geschlossen. Das Recht von Kindern auf Bildung wird durch die UN-Kinderrechtskonvention, Artikel 28 geregelt.

Die Pandemie und insbesondere die Schulschließungen haben gezeigt, dass der digitale Unterricht die Schulen vor enorme Herausforderungen stellt. OECD-Studien belegen zudem, dass insbesondere für Kinder aus benachteiligten Verhältnissen bzw.

10. Wirtschaft und Gesellschaft in der Pandemie

Datum	Maßnahme
11.3.2020	WHO ruft Pandemie aus, Angela Merkel warnt vor einer Überlastung des Gesundheitssystems
12.3.2020	Bund und Länder appellieren an die Bürger, auf Sozialkontakte und Veranstaltungen zu verzichten
13.3.2020	Fast alle Bundesländer schließen Schulen und Kitas
17.3.2020	Deutschland macht Grenzen weitgehend dicht und gibt «weltweite» Reisewarnung, Schließung von Geschäften, öffentlichen Einrichtungen, Kulturstätten sowie Freizeit- und Sportstätten
22.3.2020	Bund und Länder einigen sich auf Ausgangs- und Kontaktbeschränkungen
23.3.2020	Alle Restaurants und Friseure werden geschlossen
22.4.2020	Erste vorsichtige Lockerungen der Corona-Schutzmaßnahmen, viele Bundesländer erlauben wieder das Einkaufen in Geschäften mit einer Größe bis 800 qm
27.4.2020	In allen deutschen Bundesländern gilt eine Mund-Nasen-Schutz-Pflicht (Einkäufe, ÖPNV, Bus und Bahn)
30.4.2020	Bund und Länder einigen sich auf weitere Lockerungen der Corona-Maßnahmen (Öffnung von Museen, Spielplätzen, Zoos und Gotteshäusern)
6.5.2020	Bundesweit weitere Lockerung der Corona-Maßnahmen (Kontaktbeschränkung, schrittweise Öffnung von Schulen und Kitas)
13.5.2020	Beschluss der Bundesregierung, die Kontrollen an den deutschen Außengrenzen schrittweise zu beenden
16.5.2020	Corona-Warn-App startet
8.8.2020	Pflichttest für Reiserückkehrer aus Risikogebieten wird eingeführt
27.8.2020	Bund und Länder einigen sich auf Bußgeld bei Verstößen gegen Maskenpflicht (Ausnahme: Sachsen-Anhalt)
7. und 14.10.2020	Bekräftigung und Präzisierung der «Hotspot»-Strategie, Einschränkungen sozialer Kontakte je nach Inzidenz im Landkreis
28.10.2020	Bund und Länder einigen sich auf erneute deutschlandweite Beschränkungen des öffentlichen Lebens und sozialer Kontakte angesichts des Beginns einer zweiten Welle; Kitas und Schulen, Einzelhandelsgeschäfte bleiben geöffnet
7.11.2020	Gesundheitsminister von Bund und Ländern beschließen gemeinsame Strategie für COVID-19-Impfungen
25.11.2020	Bund und Länder beschließen, den «Teil-Lockdown» zu verlängern (bis 20.12.2020) und zu verschärfen, private Treffen werden auf fünf Personen begrenzt, Ausnahmen für Weihnachten gestattet

Datum	Maßnahme
13.12.2020	Bund und Länder einigen sich auf Lockdown vom 16.12.2020 bis 10.1.2021, Schließung von Kindergärten und Schulen, weiten Teilen des Einzelhandels sowie von Friseursalons, Kosmetikstudios etc.
21.12.2020	Zulassung des Impfstoffs von BioNTech/Pfizer in der EU
27.12.2020	Bundesweiter Impfstart gegen SARS-CoV-2
5.1.2021	Geltende Einschränkungen werden bis 31.1.2021 verlängert, weitere Kontaktbeschränkungen, Einschränkung des Bewegungsradius bei einer Sieben-Tage-Inzidenz von mehr als 200 Neuinfektionen pro 100 000 Einwohner
6.1.2021	Zulassung des Moderna-Impfstoffs in der EU

Tab. 5: Maßnahmen im Zusammenhang mit dem Ausbruch des SARS-CoV-2 in Deutschland

ohne elterliche Unterstützung die schulische Leistung entscheidend vom engen Kontakt mit den Lehrern abhängt. So hat die Pandemie die Ungerechtigkeiten unseres Bildungssystems noch einmal deutlich hervorgehoben, was sich zum Beispiel im Zugang zu Internet und Computern oder einer lernförderlichen Umgebung zeigt.

Das Bildungssystem steht pandemiebedingt vor völlig neuen Herausforderungen. Das Ausmaß der durch die Schulschließungen bedingten Lernausfälle ist bisher nur schwer abschätzbar. Aus diesem Grund haben Wissenschaftler des ifo-Instituts eine deutschlandweite Umfrage unter mehr als 1000 Eltern von Schulkindern durchgeführt, um in Erfahrung zu bringen, wie die Aktivitäten von Schülern während der Zeit der Schulschließungen aussahen. Die Analyse ergab, dass sich die Zeit, welche die Schüler mit schulischen Aktivitäten verbrachten, während der Schulschließung von 7,4 Stunden auf 3,6 Stunden täglich halbiert hatte. Davon haben 38 Prozent der Schulkinder höchstens zwei Stunden pro Tag gelernt und 74 Prozent höchstens vier Stunden. Demgegenüber ist die Zeit für Fernsehen, Computerspiele und Handy angestiegen, und zwar von 4,0 Stunden vor der Pandemie auf 5,2 Stunden täglich. Die Forscher fanden zudem heraus, dass insbesondere leistungsschwache Schüler und Nichtakademikerkinder besonders viel Zeit mit diesen Tätigkeiten verbrachten. 57 Prozent der Schüler hatte seltener als einmal pro Woche gemeinsam Online-Unterricht, nur 6 Prozent hatten dies täglich. Der individuelle Kontakt mit Lehrern lag auf einem noch niedrigeren Niveau. Des Weiteren gaben ca. zwei Drittel der Eltern an, dass sie davon ausgehen, dass ihr Kind in der Phase der Schulschließung viel weniger gelernt hat. Zusammengefasst deuten die Ergebnisse der Studie darauf hin, dass sich die Bildungsungleichheit in Deutschland durch die coronabedingten Schulschließungen verstärkt hat.

Diesem Umstand, dass insbesondere das Bildungssystem von den im März beschlossenen Maßnahmen zur Eindämmung der Pandemie betroffen war, trug der Beschluss des Teil-Lockdowns von Bund und Ländern vom 28. Oktober 2020 Rechnung, der aufgrund der zweiten Coronawelle zwar weitreichende Kontaktbeschränkungen ab dem 2. November 2020 vorsah, nicht aber die erneute Schließung von Kitas und Schulen.

Die sozialen Folgen des Lockdowns werden in wissenschaftlichen Studien und Langzeitprojekten untersucht. Einzelne Ergebnisse wurden bereits zum jetzigen Zeitpunkt veröffentlicht, viele Untersuchungen sind jedoch gegenwärtig noch nicht abgeschlossen. Eine Studie, die auf einer Befragung nach dem ersten Monat des Lockdowns im April 2020 beruht, hat ergeben, dass die subjektiv empfundene Einsamkeit der Menschen im Vergleich zum Vorjahr – ohne Pandemie – angestiegen ist. Unter Einsamkeit verstehen die Autoren dabei die «Diskrepanz zwischen gewünschten und tatsächlich vorhandenen sozialen Beziehungen». Die Autoren konnten auch zeigen, dass im besonderen Maße Frauen und junge Menschen unter 30 Jahren von Einsamkeit betroffen waren. Chronische Einsamkeit ist eine Ursache für psychische und physische Krankheiten wie Depressionen, Diabetes sowie Herz-Kreislauf-Erkrankungen.

Die Studie hat jedoch auch gezeigt, dass sich bei anderen Merkmalen zur Einschätzung des Wohlbefindens keine gravierenden Unterschiede im Vergleich des Lockdowns mit den Ergebnissen aus den Vorjahren ergaben. Die allgemeine Lebenszufriedenheit lag im April bei 7,4 (gemessen auf einer Skala von 0 bis 10) und war damit unverändert gegenüber dem Vorjahr. Im Vergleich dazu ist die durchschnittliche Depressions- und Angstsymptomatik leicht angestiegen. Während sie im April 2019 bei 1,9 lag, ist der Wert während des Lockdowns im April 2020 auf 2,4 gestiegen (auf einer Skala von 0 bis 12). Weitere Analysen bestätigen, dass die Coronavirus-Pandemie und die damit einhergehenden Maßnahmen die soziale Ungleichheit verschärft haben. Aus früheren Studien ist bekannt, dass Menschen mit einem niedrigen sozioökonomischen Status auch eine höhere Wahrscheinlichkeit aufweisen, bestimmte Krankheiten zu bekommen. Erste Untersuchungen haben nun gezeigt, dass für Menschen in dieser Lebenssituation auch ein erhöhtes Risiko besteht, an COVID-19 zu erkranken. In vielen Staaten sind die Opfer in erster Linie Menschen mit niedrigem Einkommen oder Angehörige ethnischer Minderheiten. Zum Beispiel haben sich in den Staaten am Persischen Golf vor allem Gastarbeiter aus Indien, aus Pakistan oder Bangladesch mit dem Virus angesteckt. Grund hierfür ist unter anderem die Art der Unterbringung in engen Behausungen unter teilweise sehr widrigen Bedingungen. Des Weiteren müssen sie auch arbeiten, wenn sie krank sind, da sie ansonsten keinen Lohn erhalten bzw. die Ausweisung droht.

Das APM Research Lab in den USA wertete die Statistiken zu den Todeszahlen in den Vereinigten Staaten aus und stellte fest, dass im Bundesstaat Louisiana sieben von zehn Corona-Toten Afroamerikaner sind, obwohl sie nur 33 Prozent der dortigen Bevölkerung ausmachen. Ähnlich sieht es in anderen Bundesstaaten aus: In Michigan stellen beispielsweise Schwarze nur 14 Prozent der Bevölkerung, jedoch 40 Prozent der Todesopfer, in Wisconsin 7 Prozent der Bevölkerung, aber 20 Prozent der Corona-Toten, in Mississippi 38 Prozent der Bevölkerung und 47 Prozent der Toten, in Chicago 30 Prozent der Bevölkerung und 56 Prozent der Todesopfer. In New York ist das Todesrisiko für Schwarze doppelt so hoch wie für Weiße (https://www.apmresearchlab.org/covid/deaths-by-race). Die Gründe sind auch hier offensichtlich. Afroamerikaner arbeiten oftmals im Pflegebereich, als Boten, Sicherheitspersonen oder Busfahrer, in denen das Infektionsrisiko höher und kein Home-Office möglich ist. Zudem wohnen sie oftmals beengter und sind schlechter krankenversichert, leiden überdurchschnittlich häufig an Vorerkrankungen wie Bluthochdruck, Diabetes oder Asthma. Diese Vorerkrankungen gehen auch mit einem höheren Risiko einher, bei einer Infektion mit COVID-19 einen schweren Verlauf zu haben.

Die Coronavirus-Pandemie hat für einen deutlichen wirtschaftlichen Einbruch gesorgt. Die Maßnahmen zur Eindämmung der Pandemie haben große Teile der Wirtschaft zum Erliegen gebracht: Geschäfte, Hotels und Restaurants mussten schließen, die Produktion in zahlreichen Fabriken stand still, Veranstaltungen und Messen wurden abgesagt. Als besonders bedroht gelten die Luftfahrt sowie die Tourismusbranche. Große Einbußen erlitt die gesamte Kulturbranche, betroffen waren insbesondere freischaffende Künstler, zumal wenn sie auf Auftrittsmöglichkeiten angewiesen sind, um Geld zu verdienen. Zudem zeigen statistische Analysen, dass sowohl die Exporte als auch die Importe von Waren und Dienstleistungen massiv einbrachen.

Laut Statistischem Bundesamt fiel das Bruttoinlandsprodukt von April bis Juni 2020 um 10,1 Prozent im Vergleich zum vorigen Quartal. Das ist der stärkste Rückgang seit Beginn der vierteljährlichen Berechnungen für die Bundesrepublik Deutschland im Jahr 1970. In nahezu allen Wirtschaftsbereichen – mit Ausnahme des Baugewerbes – brach die Leistung teilweise massiv ein. Dank des umfangreichen Einsatzes von Kurzarbeit konnte sich die Beschäftigung davon weitgehend entkoppeln. Da die Volkswirtschaft bereits im ersten Quartal 2020 aufgrund der beginnenden Pandemie um 2,0 Prozent geschrumpft ist, befindet sich Deutschland auch offiziell in einer Rezession. Davon sprechen Ökonomen, wenn das Bruttoinlandsprodukt mindestens zwei Quartale in Folge sinkt.

Mit der schrittweisen Lockerung der Einschränkungen hat für die deutsche Wirtschaft ab Mai 2020 ein Erholungsprozess eingesetzt. Die Industrie konnte sowohl ihre Produktion als auch ihren Absatz wieder ausweiten. Ihr Produktionsniveau lag im Juni bei ca. 87 Prozent des Jahresendquartals 2019. Eine Stabilisierung zeichnet sich auch am Arbeitsmarkt ab. Nach drei Monaten mit heftigen Anstiegen der Arbeitslosigkeit sank diese im Juli um 18 000 Personen gegenüber Juni. Im Oktober 2020 fiel die Zahl der Arbeitslosen im Vergleich zum Vormonat um 87 000. Nach wie vor zeigen sich am Arbeitsmarkt jedoch noch deutliche Auswirkungen der ersten Welle der Coronavirus-Pandemie. So liegt die Arbeitslosenzahl um 556 000 höher als im Oktober des vorigen Jahres. Rein coronabedingt stieg die Arbeitslosigkeit nach Schätzung der Bundesagentur für Arbeit bisher um ca. 635 000 Personen. Ersten Schätzungen der Bundesagentur für Arbeit zufolge ging die Kurzarbeit im Juni von 6,7 Mio. Personen auf 4,5 Mio. und im August auf 2,6 Mio. Personen zurück. Vom 1. bis 25. Oktober 2020 sei für 96 000 Personen Kurzarbeit angezeigt worden.

Die Bundesregierung hat für die Jahre 2020 und 2021 ein insgesamt 130 Milliarden Euro schweres Konjunkturpaket verabschiedet. Im Zentrum des Maßnahmenpakets steht die befristete Absenkung der Mehrwertsteuer, die etwa 20 Milliarden Euro umfasst und den Konsum unterstützen soll. Familien werden wegen der erheblichen Mehrbelastung der vergangenen Monate durch einen Kinderbonus von 300 Euro je Kind unterstützt. Die Unternehmen werden durch eine Ausweitung der Verlustrücktragmöglichkeiten steuerlich entlastet. Anfang 2021 werden durch eine Absenkung der EEG-Umlage die Stromkosten reduziert, was für Bürger und Unternehmen gleichermaßen eine wichtige Entlastung darstellt. Mit 50 Milliarden Euro sind etwa 40 Prozent des Konjunkturpakets für «Zukunftsinvestitionen» wie Elektromobilität, Künstliche Intelligenz, Quantencomputing und Wasserstofftechnologie vorgesehen.

Um die wirtschaftlichen Auswirkungen der Coronavirus-Pandemie einzudämmen, hat das Bundesfinanzministerium zudem mit dem Corona-Schutzschild das größte Hilfspaket in der Geschichte Deutschlands beschlossen. Die Maßnahmen haben das Ziel, «die Gesundheit der Bürger zu schützen, Arbeitsplätze und Unternehmen zu stützen und unseren sozialen Zusammenhalt zu bewahren». Der Umfang der haushaltswirksamen Maßnahmen beträgt insgesamt 353,3, die Höhe der Garantien 819,7 Milliarden Euro. Zur Finanzierung wird der Bund neue Kredite in Höhe von rund 156 Milliarden Euro aufnehmen. Auch für die Gesundheitsversorgung wurden zahlreiche Maßnahmen ergriffen, unter anderem für die Entwicklung von Impfstoffen und weiteren Behandlungsmaßnahmen, für Schutzausrüstung, für Krankenhäuser, Ärzte und Pflegepersonal sowie die Ausstattung des öffentlichen Gesundheitsdienstes.

Die langfristigen wirtschaftlichen Folgen der gegenwärtigen Pandemie sind bisher nicht absehbar. Aktuelle Prognosen zur Entwicklung des Bruttoinlandsproduktes – die unter anderem für die Steuerschätzung und die Haushaltsplanung des Staates von Bedeutung sind – schwanken zwischen −4,7 Prozent (Rheinisch-Westfälisches Institut für Wirtschaftsforschung RWI) und −7,1 Prozent (Bundesbank) für das Jahr 2020. Für das Jahr 2021 sagt man ein Wachstum zwischen 3,2 Prozent (Bundesbank) und 5,3 Prozent (EU-Kommission) voraus. Insgesamt hat die Politik viel dafür getan, die Wirtschaft mit Konjunkturmaßnahmen zu stabilisieren. Der nächste Schritt müsste darin bestehen, die Pandemie als Chance hin zu nachhaltigem Wirtschaften zu nutzen.

Blick zurück und nach vorn

Da die Menschheit schon mit anderen Pandemien konfrontiert wurde, lohnt sich ein Blick auf Vergangenes und Überstandenes, um einige grundsätzliche Auswirkungen von Pandemien auf Gesellschaften ableiten zu können. In diesem Zusammenhang steht ein Resultat im Vordergrund: Gesellschaften können Ausbrüche von Infektionskrankheiten nicht unbegrenzt verhindern, aber sie können Pandemien standhalten und sich von ihnen erholen. In der Vergangenheit hatten bestimmte Krankheitsausbrüche eine transformative Wirkung auf die Gesellschaft. Die Pest ist eine davon.

Die Pestpandemie des 14. Jahrhunderts ist eines der besten Beispiele für eine Infektionskrankheit, die alle Bereiche der Gesellschaft betroffen hat. So hat sie die Demographie des frühneuzeitlichen Europa verändert. Die Pandemie tötete 30 bis 50 Prozent der gesamten Bevölkerung Europas. Von 1348 an, als die Pest Europa erreichte, starben innerhalb von wenigen Jahren zwischen 20 und 25 Millionen Menschen.

Da sowohl die Landwirtschaft als auch die gewerbliche Produktion in dieser Zeit sehr arbeitsintensiv waren, machte sich sehr bald ein erheblicher Arbeitskräftemangel bemerkbar. Von den Bauern konnte man nur noch geringere Abgaben und Frondienste fordern. Gleichzeitig stiegen die Preise für Gebrauchsgüter wie Eisenwaren und Salz. Diese höheren Kosten und die gleichzeitig auftretende sinkende Arbeitsproduktivität bedeuteten für viele Betriebe und Landwirtschaften den Ruin. Es dauerte 200 Jahre, bis sich die Bevölkerungszahlen wieder erholten. In der Zwischenzeit brach das mittelalterliche System der Leibeigenschaft zusammen und ebnete den Weg für den modernen Kapitalismus.

Im Zuge der Pandemie erließ der englische König Edward III. 1349 mit dem «Ordinance of Labourers» das erste Arbeitsgesetz überhaupt, andere europäische Länder folgten. Die Gesetze hatten das Ziel, eine möglichst gerechte und den unterschiedlichen Bedürfnissen angepasste Verteilung und Bezahlung der noch vorhandenen Arbeitskraft zu regeln. Mit den Gesetzen konnten Männer und Frauen bis 60 Jahre zudem zum Arbeitsdienst zwangsverpflichtet werden. Als Folge der Pest schaffte England als erstes europäisches Land die Leibeigenschaft ab. Legt man die erhobenen Steuern auf Eigentum und andere Formen von Reichtum zugrunde, kann man sogar zu dem Schluss kommen, dass die wirtschaftliche Ungleichheit in weiten Teilen Europas während und nach der Pestpandemie abgenommen hat. So ging beispielsweise der Anteil des Vermögens der reichsten 10 Prozent der Bevölkerung während der Pestpandemie dramatisch zurück. In England verdreifachten sich die Reallöhne zwischen den frühen 1300er und den späten 1400er Jahren fast, und der allgemeine Lebensstandard verbesserte sich.

Ende des 18. Jahrhunderts war ein Gelbfieber-Ausbruch unter den französischen Truppen mitverantwortlich dafür, dass sich die Insel Saint-Domingue, das heutige Haiti, von der französischen Kolonialherrschaft befreien konnte. Der Sklavenaufstand begann im Jahr 1791 und endete 1804 mit der Unabhängigkeit der ehemaligen Kolonie. Der Aufstand war zunächst erfolgreich, doch unter der Herrschaft Napoleon Bonapartes kam es zu Versuchen, die Sklaverei wieder einzuführen, um nicht die Kontrolle über den Reichtum dieser Insel zu verlieren. Dazu entsandte Napoleon im Winter 1801/02 zwischen 35 000 und 50 000 Soldaten (die Angaben schwanken hier in der Literatur) auf die Insel, um die Rebellion zu zerschlagen. Als im Jahr 1802 jedoch das Gelbfieber unter den Soldaten ausbrach, hatten diese keine Herdenimmunität gegen das Virus, das in der Region weit verbreitet war. Etwa 80 Prozent der Soldaten starben an der Infektion und viele waren zu schwach, um weiterzukämpfen. Am 1. Januar 1804 erklärten die aufständischen Generäle die Unabhängigkeit von Frankreich und ersetzten den Namen Saint-Domingue durch Haiti, Land der Berge.

Zu dem dadurch entstandenen wirtschaftlichen Schaden für Frankreich kam noch der Verlust eines strategisch wichtigen Außenpostens hinzu. Napoleon erkannte, dass er damit keine Basis mehr für seine Ambitionen in Nordamerika hatte. Er verkaufte daher ungefähr 830 000 Quadratmeilen französisches Territorium, das sich von New Orleans bis nach Kanada erstreckte (Louisiana), an den damaligen Präsidenten Thomas Jefferson, der auf diese Weise die Größe der Vereinigten Staaten verdoppeln konnte. So hatte der damalige Gelbfieber-Ausbruch sogar einen geopolitischen Einfluss, indem er das Entstehen der Vereinigten Staaten als bedeutender Regionalmacht begründete.

Medizinhistoriker schreiben auch der Cholera-Epidemie in den 1830er Jahren einen großen Einfluss auf die damalige Gesellschaft zu. Ihren Ursprung hatte die Epidemie in Indien, von wo sie über Handelswege nach Russland und schließlich nach Mittel- und Westeuropa und auch in die USA gelangte. Allein in Deutschland starben ungefähr eine halbe Million Menschen. Das zwang die Politik zum Handeln. Unter anderem erlangte die Gesunderhaltung der Bevölkerung einen völlig neuen Stellenwert und die Ausbildung von Ärzten wurde verbessert. Vor den Cholera-Epidemien wurden diese in Wundärzte und akademische Mediziner unterteilt. Während die Wundärzte als Chirurgen eine Art Handwerkerlehre am Patienten absolvierten, wurden akademische Mediziner an den Universitäten unterrichtet und hatten nur wenig praktische Ausbildung. Dies wurde danach angeglichen. Es wurden zudem Hygieneämter eingerichtet, Kanalisation und Wasserreinhaltungssysteme eingeführt.

Die Cholera trat während der Zeit der industriellen Revolution auf. Durch die Entstehung der neuen Industriezentren übersiedelten viele Arbeitskräfte aus den Dörfern in die entstehenden Großstädte. Dort wohnten sie eng beieinander und oftmals unter miserablen Bedingungen mit schlechten hygienischen Zuständen. In dieser Situation führte die Cholera zu enormen sozialen Spannungen, denn sie war eindeutig eine Klassenkrankheit, von der in erster Linie die Arbeiterklasse betroffen war. Die wohlhabenden Schichten fürchteten somit die Arbeiter nicht mehr nur politisch, sondern auch als Überträger von Krankheiten. Verschiedene Autoren gehen daher davon aus, dass die Cholera Ängste auf beiden Seiten befördert hat und ein Merkmal unter vielen für die gewaltsame Unterdrückung sozialer Aufstände im 19. Jahrhundert war.

Pandemien sind Krisen, von denen, das lehrt uns die Geschichte, meist die sozial schwächeren Schichten ungleich stärker betroffen sind. Dies liegt nicht an den Infektionserregern, es liegt an der Struktur der Gesellschaft (Tabelle 5). Auch in der gegenwärtigen Coronavirus-Pandemie wird uns dies bewusst. Im Idealfall könnten Pandemien also Anlass sein, bestehende Systeme zu verbessern. Während der Pandemie hat sich beispielsweise das Arbeitsverhalten verändert. Es ist wahrscheinlich, dass Home-Office und Online-Meetings die Arbeitswelt nachhaltig prägen werden. Bisherige Umfragen haben gezeigt, dass viele Arbeitgeber Home-Office als eine gute Ergänzung zur Präsenzarbeit sehen. Eine Analyse der Fraunhofer-Gesellschaft ergab, dass 89 Prozent der Befragten fanden, dass Home-Office auch in größerem Umfang realisiert werden kann, ohne dass Nachteile entstehen. Dies könnte sich auch auf die Anmietung von Büroflächen auswirken. Zudem entfallen dadurch Pendlerwege, was wiederum die Verkehrsdichte und den Emissionsausstoß senkt. Auch wurden vermehrt Vorurteile gegenüber digitaler Arbeit abgebaut. Videokonferenzen machen viele Dienstreisen überflüssig, sparen somit Zeit und Geld und sind wie der Verzicht auf Pendlerwege ökologisch sinnvoller, da sie die Schadstoffemissionen des Verkehrs vermindern.

Wichtig ist es, im Blick zu behalten, ob dadurch nicht eine Spaltung entsteht zwischen denjenigen, für die Heimarbeit als Alternative zur Präsenz im Büro wählbar ist, und denjenigen, die immer an ihren Arbeitsplatz müssen. Wenn die derzeitigen pandemiebedingten Ausgangs- und Reisebeschränkungen wieder aufgehoben sind, werden wir uns erst am Anfang der gesellschaftlichen Auswirkungen, die durch die Pandemie entstanden sind bzw. verstärkt wurden, befinden.

11. Pandemie und ethische Fragestellungen

«Wissenschaft braucht Freiheit – Freiheit erfordert Verantwortung! Forscher haben aufgrund ihres Wissens, ihrer Erfahrung und ihrer Freiheit eine besondere ethische Verantwortung, die über die rechtliche Verpflichtung hinausgeht.»
(Deutsche Forschungsgemeinschaft und Nationale Akademie der Wissenschaften Leopoldina)

In den vorangegangenen Kapiteln ist klar geworden, dass Pandemien, ihre Beschreibung ebenso wie ihre Bekämpfung, eine weltweite Herausforderung darstellen. Dabei müssen stets auch ethische Betrachtungen berücksichtigt werden.

Ein besonders eindrückliches Beispiel hierfür zeigte sich zu Beginn der Coronavirus-Pandemie im Frühjahr 2020, als die Bilder italienischer Armeelaster, die Leichen transportierten, um die Welt gingen. In Norditalien hatte die Zahl der Intensivbetten nicht ausgereicht, um alle behandlungsbedürftigen Patienten aufnehmen zu können. Die Ärzte waren daher gezwungen, eine Auswahl (Triage) vorzunehmen.

Bei der Triage handelt es sich um ein Verfahren zur Priorisierung von medizinischen Hilfeleistungen, das bei sehr hohem Patientenaufkommen oder unzureichenden Ressourcen zur Anwendung kommt. Hierzu hat der Ethikrat im April 2020 eine Stellungnahme verfasst, die zwei unterschiedliche Triage-Szenarien beschreibt: In der sogenannten Ex-ante-Situation stehen weniger Behandlungsplätze als die Zahl der neu hinzukommenden Patienten zur Verfügung. Möglicherweise muss dann eine Entscheidung darüber gefällt werden, wer welche Plätze besetzen kann. Bei der Ex-post-Situation sind alle Plätze belegt. Patienten, die hinzukommen, müssten dann einen Behandlungsplatz bekommen, der aus einem abgeschalteten Platz resultieren würde. In beiden Fällen handelt es sich um eine tragische Situation. Der Ethikrat fordert daher, die Legitimität des ethisch verpflichtenden Handelns auch an die Politik weiterzugeben. Im Grunde seien Entscheidungen dieser Art klassische «Stunden der demokratisch legitimierten Politik», das heißt, sie sollten im Wesentlichen durch die Parlamente bestimmt werden. Die empfohlenen Handlungen müssen auf jeden Fall ethisch vertretbar sein.

Das Problem der Triage wird auch in den weiteren Monaten oder Jahren, die wir mit dem Coronavirus verbringen, von Bedeutung sein. Es muss daher gesellschaftlich diskutiert werden, auch wenn Deutschland im internationalen Vergleich relativ gut abschneidet, was die Ausstattung mit Intensivbetten anbelangt. Hierzulande kommen auf 100 000 Menschen 34 Intensivbetten. Zum Vergleich: In Großbritannien sind es 7 und in Kenia nur 0,26.

Die Frage der Priorisierung stellt sich auch bei der Verteilung eines möglichen Impfstoffs. Noch nie in der modernen Geschichte war der Druck zur Entwicklung eines Impfstoffs so groß wie in der aktuellen COVID-19-Pandemie. Öffentliche und private Organisationen haben daher intensiv in Forschung und Entwicklung investiert und klinische Studien bemerkenswert schnell durchgeführt, sodass derzeit viel darüber diskutiert wird, wie ein möglicher Impfstoff gegen SARS-CoV-2 weltweit gerecht verteilt werden kann. Am 11. September 2020 haben Wissenschaftler dazu eine Studie in der Fachzeitschrift *Science* veröffentlicht, die sich mit einem «ethischen Rahmen» für die globale Impfstoffverteilung beschäftigt. Sie schlagen darin ein Fair-Priority-Konzept vor und empfehlen drei Kriterien als zentrale Leitlinien:

1) Nutzen für die Menschen und Begrenzung von Leid, das heißt, der Impfstoff solle zunächst dort verteilt werden, wo man viele Todesfälle sowie irreversible Gesundheitsschäden verhindern kann,
2) Priorisierung von Benachteiligten, also Länder versorgen, die einen durch die Pandemie verursachten großen wirtschaftlichen und sozialen Schaden erlitten haben,

3) Länder mit einem hohen Ansteckungsrisiko anteilig bevorzugen.

Die Autoren sprechen sich mit diesem Konzept gegen den WHO-Vorschlag aus, der vorsieht, dass alle Länder zunächst genug Impfstoff erhalten sollen, um 3 Prozent der Bevölkerung impfen zu können, und anschließend weitere Chargen, bis 20 Prozent geimpft sind. In Deutschland hat die Ständige Impfkommission (STIKO) gemeinsam mit dem Deutschen Ethikrat und der Leopoldina eine nationale Strategie erarbeitet, wie unter Berücksichtigung ethischer Aspekte eine gerechte Verteilung des anfangs knappen Impfstoffs gegen SARS-CoV-2 erfolgen kann. Um eine möglichst einheitliche und transparente Verteilung zu gewährleisten, schlagen die drei Institutionen die Schaffung von Impfzentren vor. Eine festgelegte Priorisierung soll gewährleisten, dass folgende konkrete Impfziele erreicht werden: Es gilt, schwere Erkrankungen und Todesfälle zu vermeiden, Personen mit besonders hohem arbeitsbedingten Expositionsrisiko zu schützen, Transmission zu verhindern sowie Schutz in Umgebungen mit hohem Anteil vulnerabler Personen und in solchem mit hohem Ausbruchspotenzial zu gewährleisten und schließlich staatliche Funktionen sowie das öffentliche Leben aufrechtzuerhalten. Wichtig erscheint in diesem Zusammenhang, dass Entscheidungen, etwa zur Priorisierung der Versorgung mit Impfstoffen klar benannt werden und transparent nachvollziehbar sein müssen. Eine allgemeine Impfpflicht wird in dem Positionspapier ausgeschlossen.

Eine dritte ethische Fragestellung ist, ob die neuen biomedizinischen Methoden, die gerade auch zur Erforschung und zur Abwehr einer Pandemie von Bedeutung sind, nicht übermäßig stark in die Evolution des Menschen und des gesamten Ökosystems eingreifen.

Können oder sollen Menschen resistent gegen Infektionserreger, auch gegen pandemische Erreger, sein? Vor allem die neue Methode der «Genschere» CRISPR/Cas versetzt uns in die Lage, genetische Veränderungen an menschlichen Zellen vorzunehmen. Das können zum einen somatische Zellen, also Körperzellen, sein, zum Beispiel Zellen der Haut, mit dem Ziel, eine Resistenz gegen Infektionserreger auszubilden. Zum anderen ist es heute auch möglich, in die Keimbahn einzudringen und auf diese Weise Keimzellen resistent gegen Infektionserreger zu machen. Die Resistenz kann dann an Nachkommen vererbt werden.

Offensichtlich ist dies 2018 einer chinesischen Arbeitsgruppe durch einen Eingriff beim menschlichen Embryo gelungen. Es wurde jedoch kein Gendefekt, etwa eine Erbkrankheit, «repariert», sondern möglicherweise die Resistenz gegen HIV erreicht, indem das Rezeptorprotein, CCR_5, genetisch verändert wurde. In diesem Fall traten aber Nebeneffekte auf, die oftmals so zunächst nicht vorhersagbar waren. Das somit für die Vermehrung von HIV notwendige CCR_5-Protein hat nämlich auch Bedeutung für die Vermehrung des West-Nil-Virus, welches unter anderem Meningitis auslösen kann. Mit der genetischen Veränderung des Proteins ist das Risiko einer Infektion menschlicher Zellen mit diesem Virus gestiegen. Gerade die fehlende Rückholbarkeit von gentechnisch veränderten Zellen scheint hier eine besondere Bedeutung zu erlangen. Zu Recht spricht man bei der genetischen Veränderung von menschlichen Zellen auch von «Transhumanismus».

Auch die Überträger von Infektionskrankheiten lassen sich gentechnisch so verändern, dass sie die pathogenen Keime nicht mehr transportieren können. Einen Versuch in diese Richtung hat es bei der Ausbreitung von Zikaviren gegeben, die von Mücken weitertransportiert werden. Forscherteams in Brasilien und anderen Ländern haben es sich zur Aufgabe gemacht, diese Vektoren so zu verändern, dass Zikaviren nicht mehr übertragen werden. Augenscheinlich sind die ersten Ergebnisse erfolgversprechend.

Und ein letzter Gesichtspunkt in diesem Zusammenhang: Seit Anfang des Jahres 2020 steht die Bekämpfung von Pandemien weltweit im Mittelpunkt des politischen Interesses. Absehbar ist, dass diese neue Priorität in Konkurrenz zu anderen Herausforderungen gerät, etwa dem dringend notwendigen Umbau unseres Ökosystems im Hinblick auf Klimaschutz und

Verteilungsgerechtigkeit. Fatal wäre es jedenfalls, wenn die eine Schwerpunktsetzung gegenüber der anderen ausgespielt würde.

Eine der wichtigsten Lehren aus der Coronavirus-Pandemie ist die Notwendigkeit, das Infektionsgeschehen systemisch zu betrachten, in Relation zu gesamtgesellschaftlichen Aspekten und einer starken Internationalisierung.

Es hat sich gezeigt, dass sowohl im nationalen als auch im internationalen Kontext die Digitalisierung nicht so weit vorangekommen ist, wie dies gerade unter Pandemie-Bedingungen notwendig wäre. Hier muss das globale Herangehen gerade auch im Bereich der Informationstechnologie vorangetrieben werden. Das gilt sowohl im Rahmen der G7- und G20-Staaten als auch für die Unterstützung der Weltgesundheitsorganisation (WHO), deren Mandat gestärkt werden sollte.

Auf jeden Fall gilt, dass die Eindämmung der Pandemie eine gesamtgesellschaftliche Aufgabe bleibt. Albert Camus hat dies bereits 1947 in seinem Roman *Die Pest* prognostiziert: «Wir werden nicht frei sein, solange es Seuchen gibt.»

Quellen

Bachmann G: Corona und Nachhaltigkeit – Anthropozänische Nähe und andere Gedanken zu Wissenschaft, Politik, Gemeinschaft, Vorsorge. Berlin und Frankfurt, 7.4.2020. https://www.guentherbachmann.de/fileadmin/media/download/20200407_Bachmann_Corona_und_Nachhaltigkeit_anthropoz%C3%A4ische_N%C3%A4he.pdf

Coronavirus-Pandemie in Deutschland: Herausforderungen und Interventionsmöglichkeiten. Ad-hoc-Stellungnahme der Nationalen Akademie der Wissenschaften Leopoldina, 21. März 2020.

Coronavirus-Pandemie: Gesundheitsrelevante Maßnahmen. Zweite Ad-hoc-Stellungnahme der Nationalen Akademie der Wissenschaften Leopoldina, 3. April 2020.

Coronavirus-Pandemie: Die Krise nachhaltig überwinden. Dritte Ad-hoc-Stellungnahme der Nationalen Akademie der Wissenschaften Leopoldina, 13. April 2020.

Coronavirus-Pandemie: Medizinische Versorgung und patientennahe Forschung in einem adaptiven Gesundheitssystem. Vierte Ad-hoc-Stellungnahme der Nationalen Akademie der Wissenschaften Leopoldina, 27. Mai 2020.

Coronavirus-Pandemie: Für ein krisenresistentes Bildungssystem. Fünfte Ad-hoc-Stellungnahme der Nationalen Akademie der Wissenschaften Leopoldina, 5. August 2020.

Coronavirus-Pandemie: Wirksame Regeln für Herbst und Winter aufstellen. Sechste Ad-hoc-Stellungnahme der Nationalen Akademie der Wissenschaften Leopoldina, 23. September 2020.

Crutzen P, Stoermer E: The Anthropocene. IGBP Global Change Newsletter 2000; 41: 17–18.

DeCaprio D, Gartner J, McCall CJ, Burgess T, Garcia K, Kathari S, Sayed S: Building a COVID-19 vulnerability index. J Med Artif Intell 2020; 3:15.

Deutsche Forschungsgemeinschaft und Nationale Akademie der Wissenschaften Leopoldina: Wissenschaftsfreiheit und Wissenschaftsverantwortung – Empfehlungen zum Umgang mit sicherheitsrelevanter Forschung. Stellungnahme, 2014.

Fangerau H, Labisch A: Pest und Corona. Pandemien in Geschichte, Gegenwart und Zukunft. Herder-Verlag, Freiburg, 2020.

Gottschalk G: Welt der Bakterien, Archaeen und Viren. Ein einführendes Lehrbuch der Mikrobiologie. Wiley-VCH-Verlag, Weinheim, 2015.

Gottschalk G: Bakterien rüsten auf. EHEC & MRSA. Wiley-VCH-Verlag, Weinheim, 2012.

Hacker J: Menschen, Seuchen und Mikroben. C.H.Beck, München, 2003.

Hacker J, Heesemann J (Ed.): Molecular Infection Biology. John Wiley & Sons, New Jersey, 2002.

Johansson MA, Reich NG, Meyers LA, Lipsitch M: Preprints: An underutilized mechanism to accelerate outbreak science. PLOS Med 2018; 15(4): e1002549.

Kobasa D, Jones SM, Shinya K, Kash JC, Copps J, Ebihara H, Halla Y, Kim JH, Halfmann P, Hatta M, Feldmann F, Alimonti JB, Fernando L, Li Y, Katze MG, Feldmann H, Kawaoka Y: Aberrant innate immune response in lethal infection of macaques with the 1918 influenza virus. Nature 2007; 45: 319–323.

Krause J, Trappe T: Die Reise unserer Gene. Eine Geschichte über uns und unsere Vorfahren. Propyläen-Verlag, Berlin, 2019.

Kupferschmidt K: Seuchen. 100 Seiten. Reclam-Verlag, Leipzig, 2018.

Monod J: Zufall und Notwendigkeit: Philosophische Fragen der modernen Biologie. Piper, München, 1996.

Saéz AM, Weiss S, Nowak K, Lapeyre V, Zimmermann F, Düx A, Kuhl HS, Kaba M, Regnaut S, Merkel K, Sachse A, Thiesen U, Villányi L, Boesch C, Dabrowski PW, Radonic A, Nitsche A, Leendertz SAJ, Petterson S, Becker S, Krähling V, Couacy-Hymann E, Akoua-Koffi C, Weber N, Schaade L, Fahr J, Borchert M, Gogarten JF, Calvignac-Spencer S, Leendertz FH: Investigating the zoonotic origin of the West African Ebola epidemic. EMBO Molecular Medicine 2015; 7(1): 17–23.

Schrödinger E: Was ist Leben? Die lebende Zelle mit den Augen des Physikers. Piper, München, 1989.

Snowden F: Epidemics and Society. Yale University Press, New Haven and London, 2019.

Solidarität und Verantwortung in der Corona-Krise. Ad-hoc-Empfehlung des Deutschen Ethikrats, 27. März 2020.

Spinney L: 1918. Die Welt im Fieber. Wie die Spanische Grippe die Gesellschaft veränderte. Carl Hanser Verlag, München, 2020.

Suerbaum S, Hahn H, Burchard D, Kaufmann S, Schulz T: Medizinische Mikrobiologie und Infektiologie. Springer-Verlag, Berlin, Heidelberg, New York, 2012.

Vasold M: Grippe, Pest und Cholera. Franz Steiner Verlag, Stuttgart, 2008.

von Schirach F, Kluge A: Trotzdem. Luchterhand Literaturverlag, München, 2020.

Winkle S: Geißeln der Menschheit: Die Kulturgeschichte der Seuchen. Artemis & Winkler, Düsseldorf, 2005.

Bildnachweis

Abb. 1, 2: akg-images
Abb. 3: Schnartendorff/Robert Koch-Institut

Personenregister

Alter, Harvey 20
Arber, Werner 37
Avery, Oswald 36

Bachmann, Günther 69
Baltimore, David 20
Barré-Sinoussi, Françoise 20
Bartels, Peter 80
Bishop, John Michael 20
Boccaccio, Giovanni 10f.
Brundtland, Gro Harlem 70

Camus, Albert 16, 123
Carlowitz, Hans Carl von 69
Chan, Margaret 18
Charpentier, Emmanuelle 38
Crick, Francis 36
Crutzen, Paul J. 66

DeCaprio, Dave 82
Domagk, Gerhard 64
Doudna, Jennifer 38
Drosten, Christian 96
Dulbecco, Renato 20
Dürer, Albrecht 7

Edward III., König von England 115
Ehrlich, Paul 64
Evans, David H. 94

Falkow, Stanley 41
Farmer, Paul 48
Fleming, Alexander 64

Fouchier, Ron 92f.
Fürst, Paul 12

Gates, Bill 101
Ghebreyesus, Tedros Adhanom 21
Goethe, Johann Wolfgang von 32
Grant, Andrew *siehe* Locke, Richard Adams

Hausen, Harald zur 20, 36
Herschel, John 98
Houghton, Michael 20

Jackson, Ronald 90f.
Jacob, François 36
Jenner, Edward 33
Johansson, Michael A. 97

Kawaoka, Yoshihiro 92f.
Klein, George 34
Kobasa, Darwyn 94
Koch, Robert 40ff.
Krause, Johannes 16f.

Leendertz, Fabian 50ff.
Leßmöllmann, Annette 96
Lingg, Hermann 7
Locke, Richard Adams 98

Mann, Thomas 14f.
McCarthy, John 81
Mendel, Gregor 34
Merkel, Angela 96, 105, 108
Minsky, Marvin 81

Monod, Jacques 36 f.
Montagnier, Luc 20

Napoleon Bonaparte, Kaiser der Franzosen 116

Pääbo, Svante 17
Pasteur, Louis 33, 40
Philipp VI., König von Frankreich 11
Popper, Karl 103
Pörksen, Bernhard 101

Ramshaw, Ian 90 f.
Rappuoli, Rino 43
Reid, Ann 29
Rice, Charles 20
Roth, Philip 16

Schiele, Egon 28
Schrödinger, Erwin 34
Sontag, Susan 14
Spahn, Jens 96

Spallanzani, Lazzaro 40
Steinmeier, Frank-Walter 7

Taubenberger, Jeffery 29, 94
Temin, Howard Martin 20
Töpfer, Klaus 66
Trump, Donald 106

Varmus, Harold Eliot 20
Venter, Craig 38
Virchow, Rudolf 73

Wakefield, Andrew 99 f.
Watson, James 36
Weizsäcker, Carl Friedrich von 86
Wilkins, Maurice 36
Wimmer, Eckard 38
Worobey, Michael 31

Yersin, Alexandre 11

Zeberg, Hugo 17